NATUROPATHIE

L'IMPOSTURE SCIENTIFIQUE

Margot Brunet

NATUROPATHIE

L'IMPOSTURE SCIENTIFIQUE

LES ÉCHAPPÉS

À mes neveux

BP 50311
75625 Paris Cedex 13

Dépôt légal : octobre 2025
Numéro d'édition : 136
ISBN : 978-2-35766-212-4
Dessin de couverture : Riss

Imprimé en France par Laballery
N° d'impression : 506003

**Afin de préserver l'anonymat
des interlocuteurs et interlocutrices
de ce livre, certains prénoms
ont été modifiés.**

Préface
Le déclic Barthéléry

L'accusé à la barre avait la posture droite et assurée. Imperturbable. Le regard aussi glacial que ses argumentaires. Ce vendredi 10 septembre 2021, sa froideur et son cynisme ont ébranlé plus que ma naïveté de jeune rédactrice étrangère au système judiciaire. Une profonde colère a surtout atteint l'ancienne étudiante en biologie qui s'est éloignée des bancs de la faculté après sa licence pour devenir journaliste scientifique. L'homme jugé ce jour-là s'appelle Miguel Barthéléry, un naturopathe de 44 ans.

L'audience n'avait guère de raison de durer. Elle jugeait un simple exercice illégal de la médecine et une usurpation du titre de médecin. Elle s'est finalement prolongée pendant près de sept heures, plongeant la salle tout entière – parties civiles, juges et journalistes – dans l'incrédulité. Face à lui, j'aurais voulu pouvoir invoquer n'importe quel polycopié de ma première année d'université pour dénoncer les approximations, les simplifications et les manipulations de sa défense. Pour arrêter le carnage. J'aurais voulu dire à cet homme qu'il insultait la connaissance scientifique.

Durant cette longue journée d'audience, Miguel Barthéléry a occupé la scène et pris tout l'espace, alors que chacune de ses prises de parole était rendue insupportable par une absence palpable : celle d'un autre homme, Charles B. Au moment du procès, il aurait eu 44 ans lui aussi, s'il n'avait pas succombé trois ans plus tôt à un cancer des testicules au pronostic pourtant largement favorable. On ne meurt pas, sauf exception, d'un cancer des testicules détecté à temps lorsqu'on a à peine 40 ans. Selon l'Institut Curie, environ 93 % des patients sont toujours en vie cinq ans après le diagnostic. Dans l'immense majorité des cas, le traitement débute par une ablation de l'organe malade.

C'est ici que commence l'histoire de Charles B. et de Miguel Barthéléry. Le premier, traumatisé par une douloureuse expérience vécue pendant son enfance, refuse l'opération et se tourne vers le second en 2016. Durant un an, le naturopathe n'a de cesse de lui promettre guérison grâce à son « plan santé ». Barthéléry est toujours disponible et répond à tous les messages de Charles B. Il alterne bienveillance et insistance, tout en lui imposant de se « purger » – soit ne plus s'alimenter. Il sait asseoir son autorité et se présente comme diplômé d'Harvard en médecine moléculaire. Charles B. l'admire, il suit ses protocoles et délaisse ses oncologues. Le 7 février 2018, le malade écrit à Barthéléry : « Je suis exténué et démoralisé[1]. » Réponse : « Il n'y a que la purge qui permet d'éliminer. » Plus tard : « Reste en jeûne et bois des infusions en plus. » Quelques jours après, le naturopathe utilise un pendule pour repérer d'éventuelles métastases et conclut que la tumeur est restée localisée. Elle avait en réalité atteint les poumons. « Tu comprendras peut-être ma colère », écrit simplement Charles B. le jour où la nouvelle tombe. Il mourra peu de temps après.

Camila, la compagne de Charles B., qui avait quitté son emploi pour l'accompagner, porte plainte contre le pseudo-thérapeute. « Il est arrivé à 59 kg, et même là, Miguel le faisait encore culpabiliser de ne pas suivre ses protocoles », raconte-t-elle pendant le procès après avoir ravalé ses sanglots. Miguel Barthéléry ne s'est pas tourné une seule fois vers elle. C'est long, sept heures, sans pivoter les épaules. Comme si la regarder avait fait office d'aveu de l'inefficacité de sa pratique. Il ne l'a jamais remise en cause. « Il est persuadé que tout ce qu'il propose permet de guérir », me raconte deux ans et demi plus tard son avocat, Me Guillaume Martine. Plus longtemps encore que tous ceux venus au procès en 2021, il l'a écouté assurer qu'en cas de cancer, seuls les purges, les jeûnes et les jus de légumes fonctionnent, au contraire des chimiothérapies. Me Martine est, aujourd'hui encore, convaincu que Barthéléry est « un homme sincère » qui « croit à ses plans de santé ».

---

1. Margot Brunet, « Jeûne et pendule pour soigner un cancer : un naturopathe face à la justice » [en ligne], *Marianne*, 11 septembre 2021.

Sa bonne foi ne lui donne pourtant pas le droit de prétendre guérir un client. Le diplôme de Miguel Barthéléry non plus. Il a beau jouer sur l'ambiguïté de son titre de docteur pour se dire médecin, l'exercice illégal de la médecine n'est pas si complexe à caractériser. Il est bien docteur, mais en biologie moléculaire, ce qui ne lui permet pas de poser un diagnostic ni d'établir ce qui s'apparente à un protocole thérapeutique. Il a ainsi été reconnu coupable en première instance, puis lors de son procès en appel l'année suivante. Mais si un tel sentiment d'injustice a écrasé toute l'audience, c'est qu'une autre question, bien plus grave et complexe, hantait chacune des personnes présentes ce jour-là.

Sans Miguel Barthéléry,
Charles B. serait-il toujours en vie ?

Elle m'obsède depuis. Cette interrogation et toutes celles qu'elle entraîne. Si le naturopathe a accéléré la disparition de Charles B., pourquoi n'a-t-il été jugé « que » pour exercice illégal de la médecine ? « Je pense qu'il aurait pu être poursuivi pour abus de faiblesse, abus de confiance aggravée, pour inclure davantage les victimes », regrette Me Margaux Poincloux, l'avocate des parties civiles lors du procès en appel. Au début de l'action en justice, ces infractions n'ont pourtant pas été mentionnées. Et surtout, l'homicide involontaire n'a pas été retenu, les liens de causalité entre l'activité de Miguel Barthéléry et le décès de Charles B. étant trop complexes à établir. « C'était tout le problème de ce procès : on jugeait un homme pour une infraction technique, passible au maximum de deux ans de prison, mais la cour ne s'est en réalité intéressée qu'au lien potentiel avec le décès, alors qu'il ne comparaissait pas pour ça », me livre Me Martine, l'avocat de Camila, quelques mois après le verdict. Frappés par la froideur de l'accusé face à la douleur de la plaignante, on aurait voulu que Miguel Barthéléry réalise ses torts et soit jugé pour les pertes de chance imposées à Charles B., à qui il avait fait croire qu'il allait le guérir.

Le lien si intime et destructeur que Miguel Barthéléry a tissé avec Charles B. soulève d'autres questionnements. Au cours du procès, une autre victime présumée, Catherine, a longuement été évoquée. Décédée à 39 ans des suites d'un cancer du col de l'utérus – là aussi, curable –, la jeune femme suivait également les conseils néfastes du naturopathe. Les enquêteurs ont retrouvé dans un de ses lieux de consultation une liste de plusieurs centaines de clients.

Combien sont-ils ? Certains étaient-ils atteints de pathologies graves ? Plus largement, combien de Français se sont potentiellement laissés embarquer par une « pratique non conventionnelle en santé » et combien seraient peut-être toujours en vie sans cela ?

Depuis la crise sanitaire, on dit beaucoup que les « médecines douces » sont partout et que leurs dérives sont de plus en plus courantes : 37 % des signalements faits auprès de la Mission interministérielle de vigilance et de lutte contre les dérives sectaires (Miviludes)[2] concernent le secteur de la santé et du bien-être[3]. Le constat fait désormais consensus : les pratiques non conventionnelles en santé – du coaching en santé naturelle en passant par la naturopathie, le reiki ou la médecine chinoise – sont une porte d'entrée vers la dérive sectaire. Ce pourcentage ne dit pourtant pas combien de Français consultent un thérapeute de ce type, ni combien y sont favorables. Il dit encore moins combien de ces « professionnels » sont fiables et d'autres, à l'inverse, dangereux.

Lors de son procès, Barthéléry a fini par exaspérer les magistrats, perdus entre le rire et l'effroi, en comparant les chimiothérapies à des « thérapies expérimentales » ou en affirmant qu'aucun médecin ne veut travailler aux urgences les soirs de pleine lune : « Parce que c'est le bordel, ces soirs-là. » Il les a aussi terrifiés en assurant suivre des enfants autistes. « Et ça se passe très bien, je les aide », a-t-il martelé avec son flegme, devenu insoutenable au fil de la journée. Ces « professionnels » sont-ils à ce point éloignés de toute rationalité ?

Son avocat, Me Martine, regrette que l'audience soit devenue « le procès de la naturopathie ». Est-ce à la justice de lutter contre les dérives des « médecines douces » ? Car les chiffres de la Miviludes – même s'ils ont le mérite d'être les seuls disponibles

---

2. La Miviludes est un organisme de l'État français, créé en 2002, rattaché depuis 2020 au ministère de l'Intérieur.
3. Miviludes, *Rapport d'activité 2022-2024*, Miviludes/SG-CIPDR, 4 avril 2025. En ligne : miviludes.interieur.gouv.fr.

sur le sujet – ne posent pas une question essentielle : pourquoi sommes-nous de plus en plus nombreux, comme Charles B., à préférer des pseudo-thérapeutes aux médecins ? Cette question est vite balayée pour pointer du doigt une médecine « trop médicalisée », « impersonnelle », ou encore une pénurie de soignants, rendant les discours des « professionnels » du bien-être encore plus séduisants. Eux qui prennent le temps d'écouter, de partager, de comprendre et de parler avec nous. Mais si l'explication est aussi simple, pourquoi l'État semble-t-il à ce point impuissant face à… des jus de légumes ?

Depuis le procès de Miguel Barthéléry, j'ai continué à suivre pour le journal *Marianne* la propagation et le renforcement des « médecines douces » en France. Mais on a beau écrire des reportages, constituer des dossiers ou mener des enquêtes, des questions restent sans réponse. Souvent, des amis me proposent des huiles essentielles lorsqu'un mal de gorge débute. Sont-ils tombés dans un piège ? Existe-t-il plusieurs niveaux de gravité ? Le phénomène devient plus inquiétant quand il touche des couches de la société qu'on aurait pu croire immunisées, comme les médecins eux-mêmes : pourquoi deviennent-ils adeptes de ces pratiques et croient-ils encore à la démarche scientifique ?

À travers toutes ces questions, une certitude demeure : pour contrer ce phénomène, les moyens mis en place ne sont pas à la hauteur. Si bien que ces « médecines parallèles » sont devenues un système de santé alternatif avec leurs codes, leurs certifications et leurs remboursements. Le naturopathe y fait office de médecin généraliste autour duquel gravitent des spécialistes – les réflexologues, magnétiseurs, sophrologues et autres pseudo-thérapeutes. Tout ce beau monde se réunit parfois même en « centre de santé », dans des lieux où le manque de médecins est devenu critique. À force de ne pas encadrer ces pratiques, l'État les a laissées s'imposer dans les déserts médicaux, infuser dans les milieux hospitaliers, noyauter les facultés de médecine et même s'immiscer dans les écoles.

Depuis cinq ans, on lutte au cas par cas. C'est soit à la justice, à la répression des fraudes ou à la Miviludes de faire ce qu'elles peuvent. Chacune avec ses moyens, rarement mis en œuvre efficacement. Sans plan d'ampleur, sans vision, sans stratégie d'information ou d'éducation des citoyens. Sans se demander comment nous en sommes arrivés là, comment nous sommes entrés dans l'ère des charlatans de la médecine.

1.

La bascule du Covid-19

VERS LES « MÉDECINES DOUCES »

Depuis Valence, je quitte la vallée du Rhône pour m'enfoncer dans les montagnes des Préalpes drômoises et longer la Drôme. La rivière a creusé des reliefs verdoyants sur lesquels on devine les premiers traits de la Provence. Après plus d'une heure de route, me voilà dans le Pays diois. C'est ici, au pied du Vercors, qu'est nichée Die, une petite ville de cinq mille âmes où d'innombrables thérapeutes ont élu domicile.

Au détour des ruelles, on trouve tantôt un cabinet de naturopathie, tantôt un cabinet de médecine chinoise. En face de *La Carline*, une épicerie bio et fierté locale, on débouche sur *La Source*, une « maison de santé naturelle » présentant une quinzaine de plaques : celle d'une « praticienne en élixirs floraux et soins énergétiques », d'une réflexologue, d'une kinésiologue spécialiste des « constellations familiales », ou encore d'une médiatrice qui propose de « naître à soi-même » grâce à un « accompagnement sur le chemin de l'Être ». Plus loin, c'est l'espace Barral qui héberge plusieurs thérapeutes : une naturopathe, une praticienne en médecine symbolique, une magnétiseuse… et d'autres « spécialités » encore plus obscures, à l'instar de l'hypnose ericksonienne ou de la pratique du « Rolfing ».

Die n'a pas volé sa réputation de temple des « médecines douces ». Alain Maurice, l'ancien maire (PS) de Valence, originaire de la ville, y est revenu exercer la médecine traditionnelle chinoise. « J'ai exercé pendant près de vingt-cinq ans des mandats locaux dont j'ai retiré une riche expérience de vie avec son lot d'enseignements. Après cette vie publique dense, j'ai choisi de privilégier un autre pilier, celui de la vie spirituelle avec un retour au pays natal, une réorientation professionnelle dans une activité de soins traditionnels et toujours guidé par un fil rouge qui ne me quitte jamais, celui d'accompagner, d'aider, de soutenir ceux qui souffrent, de nourrir la vie, de l'entretenir », explique l'ancien édile sur son site. Le voilà donc reconverti.

C'est le charme des « médecines douces » : il suffit d'y croire. En face de ma location, le « centre paramédical du gymnase » me nargue avec ses plaques d'ostéopathes et de psychopraticiens en thérapie relationnelle proposant une « approche intégrative centrée sur la théorie de l'attachement ». Je crois presque à une mauvaise farce en voyant sur Google Maps que le pâté de maisons dans lequel je vais passer la nuit héberge une kinésiologue proposant des « formations réflexes archaïques et Brain Gym ».

Le lendemain matin, je tente une expérience à la *Pharmacie du Diois*, prétextant un état grippal. À l'intérieur, le rayon « herboristerie » et « aromathérapie » – deux pratiques censées permettre de se soigner sans médicaments – occupe un tiers de l'espace. Un écriteau nous y apprend que, selon la plante incorporée dans les huiles essentielles, gélules ou tisanes, celles-ci auront des bienfaits différents. Au comptoir de l'officine, je me plains de maux de tête et de gorge qui « m'empêchent de dormir » et demande du Doliprane. Je ressors avec un flacon de sirop bio et un spray d'eau de mer. « Le Doliprane, c'est pour la fièvre, pas pour ce que vous avez. » Devant moi, deux clients anglophones, probablement retraités, avaient plus ou moins la même demande, comme en attestait le nez coulant de Monsieur. Ils sont partis avec des gélules et une leçon d'homéopathie express. Bienvenue à Die.

* * *

En août 2021, la crise sanitaire m'avait déjà amenée dans cette petite ville. Alors que j'y venais pour la première fois, Die m'avait presque paru protégée du Covid-19 par ses cols, ses forêts et ses falaises. Cet enclavement est peut-être l'une des raisons du taux de vaccination aussi faible de la ville. Six mois après les premières injections anti-Covid, moins de 50 % de la population du Pays diois avait reçu sa première injection, contre 61 % au niveau national. Le nombre de piqûres quotidiennes commençait à plafonner dans l'Hexagone. À *Marianne*, où j'étais arrivée depuis une petite année, on cherchait à comprendre qui étaient ces réfractaires. Au début du mois, dans une note de la Fondation Jean-Jaurès[1], le géographe de la santé Emmanuel Vigneron avait dressé une carte de la couverture vaccinale sur laquelle des « poches » de résistance apparaissaient. Dans le sud de la France tout particulièrement : de Perpignan à Nice, en remontant jusqu'à Grenoble, la carte était teintée de rouge. Et notamment à Die, dont j'avais pris la direction[2].

Sous un soleil brûlant, plusieurs habitants s'étaient retrouvés en plein après-midi, à deux pas de la cathédrale, pour protester contre le passe sanitaire et, pour beaucoup d'entre eux, contre la vaccination. Quand je leur avais demandé pourquoi, beaucoup avaient invoqué leur mode de vie et leur rapport à la nature. « C'est ça, le Diois : on mange bien et on partage tout », me livrait Véronique, la cinquantaine. Marc, cheveux blancs mi-longs en bataille, m'expliqua vivre dans un « habitat groupé avec cinq maisons et onze ou douze familles ». L'intérêt ? « Partager les voitures, l'énergie, la nourriture, et puis l'amitié surtout », décrivait-il alors, fier d'assurer qu'ils avaient, ensemble, presque réduit de moitié leur empreinte carbone. Et d'ironiser : « Les citadins qui viennent s'installer veulent des

1. Jérôme Fourquet et Sylvain Manternach, « Pourquoi la défiance vaccinale est-elle plus forte dans le sud de la France ? », Fondation Jean Jaurès, 9 août 2021.
2. Margot Brunet, « Antivax, antipasse et soixante-huitards : à Die (Drôme), il est interdit d'obliger », *Marianne*, 28 août 2021.

piscines et des pergolas, alors on joue les irréductibles Gaulois... » Rapidement, le portrait d'une ville qui a vu arriver dans les années 1970 une vague de néoruraux en recherche d'un mode de vie aux antipodes de celui des centres urbains s'est dessiné. Plus de 40 % des terres agricoles alentour sont cultivées en bio, l'un des pourcentages les plus élevés de l'Hexagone. La Fondation Jean Jaurès évoque qu'une part significative de la population de ces territoires réfractaires à la vaccination, allant de l'Ariège au sud des Alpes, « a épousé depuis plus ou moins longtemps un mode de vie se voulant en rupture avec la société de consommation et rejetant ou se méfiant de certaines manifestations du progrès technologique ». Est-ce suffisant pour expliquer ce phénomène ?

Derrière le discours de cette poignée de manifestants, c'est surtout celui prôné par les fameuses « médecines douces » qui m'avait en réalité été présenté. « On construit nous-mêmes ce monde depuis des dizaines d'années : on respire et on mange plus pur, on prend des huiles essentielles et on va chez l'ostéopathe », m'avait alors expliqué une habitante, venue s'installer à Die il y a un peu moins de dix ans. Ici, la méfiance vaccinale fait partie de la culture locale. En 2016, l'Observatoire régional de la santé d'Auvergne Rhône-Alpes notait, dans un diagnostic de santé du Pays diois, qu'« une partie des habitants refusent de vacciner leurs enfants contre la rougeole notamment... Ce qui fait du Pays diois l'un des foyers importants de résurgence de cette pathologie, en France avec, en 2014 deux hospitalisations de patients. » Le document évoque « une méfiance vis-à-vis de la médecine traditionnelle » dans la région. Sans que l'on puisse savoir lequel des deux a entraîné l'autre, il y a une certitude : cette défiance face à la vaccination est intrinsèquement liée à la philosophie sous-jacente de la naturopathie – le naturel guérisseur, le chimique nocif.

LES ORIGINES

Pour comprendre la naturopathie, il faut revenir à ses origines. D'après la Fédération française de naturopathie (Féna), elle serait « reconnue comme médecine non conventionnelle » et constituerait « une synthèse des méthodes naturelles de santé ». Le terme est apparu à la fin du XIXe siècle aux États-Unis, dans le lignage du courant hygiéniste – même si, d'après la Féna, elle « puise ses racines dans l'enseignement d'Hippocrate ». Un homme d'affaires américain d'origine allemande, Benedict Lust, fonde en 1901 l'American School of Naturopathy. Il est considéré comme le « père spirituel » de la discipline. Elle décline alors aux États-Unis mais infuse en Allemagne et en Suisse, puis en France, à la faveur du New Age, courant apparu au XXe siècle et qui prône une approche individuelle de la spiritualité, fondée sur l'espérance d'un temps nouveau. Même si elle évolue quelque peu à travers les décennies et dans les différents pays, ses principes généraux restent les mêmes. La Féna liste sur son site cinq piliers de la naturopathie, qu'elle définit ainsi :

Le causalisme, la naturopathie vise à toujours rechercher la cause première des troubles, dont les symptômes ne sont que la conséquence.

Le vitalisme, la naturopathie s'appuie sur la force de vie qui anime le vivant et confère à l'être humain sa capacité à retrouver le chemin de l'équilibre.

L'humorisme, qui s'intéresse à l'équilibre homéostasique et à la qualité des humeurs (sang, lymphe, liquides intra et extracellulaires). Leur surcharge par les déchets du métabolisme et les toxiques provoque un déséquilibre du terrain.

L'hygiénisme, ou l'application d'un mode de vie individualisé intégrant des habitudes bénéfiques à la santé telles qu'une alimentation saine, des exercices physiques, un sommeil de qualité, une bonne gestion du stress, des contacts réguliers avec l'environnement naturel…

L'holisme, qui prend en compte l'être humain dans sa globalité et dans toutes ses dimensions, physique et mentale mais aussi émotionnelle et spirituelle.

Les fondements de la naturopathie renouvellent des préceptes généraux anciens – comme un héritage superficiel des principes posés par Hippocrate – qui restent relativement flous. Cette pratique repose sur l'idée que ce qui est « naturel » serait intrinsèquement bénéfique. Cela exclut donc les traitements médicamenteux qui sont considérés comme « chimiques ». La maladie serait alors un moyen de se purifier. Cette « vision globale » de l'être permettrait, en théorie, de guérir les maux du corps et de l'esprit – mais l'hygiène de vie qui est prônée semble surtout avoir un caractère préventif. Sur ces bases particulièrement poreuses, la naturopathie fait illusion d'une pratique très cadrée et protocolaire.

LUTTER CONTRE LES « MALADIES MODERNES »

Pour ceux qui la pratiquent, la naturopathie veut dire beaucoup plus que ces définitions et Die est un lieu parfait pour le comprendre. Ici, c'est une croyance, un mode de vie. C'est en tout cas le sentiment que j'ai eu en sortant d'une consultation avec Frédéric B., un des naturopathes de la ville. Installé à Die depuis une quinzaine d'années, il a même fondé une école pour y enseigner cette pratique. Dans son cabinet, à deux pas de la cathédrale, il m'explique que la naturopathie est « la médecine traditionnelle occidentale » et qu'elle « regroupe des principes millénaires ». Grâce à différentes techniques, elle offrirait « une hygiène de vie globale » et permettrait la guérison. « C'est la vie qui guérit, le thérapeute n'est que le canal », me dit-il. La naturopathie prend ici tout son sens, « en créant les conditions de la guérison », m'avance le praticien dans son salon du centre diois. Il m'explique qu'il laisse le patient « faire le travail », tout en lui montrant « le bout du tunnel » à travers une introspection « sur tous les plans de l'être ». Comment le jeûne le permettrait-il ? « Il est bon pour la santé, résume tout simplement Frédéric B. Le carême, le ramadan… C'est une pratique très, très ancienne. […] Un des médecins généralistes d'ici est homéopathe, il n'aime pas vraiment les vaccins », se réjouit le naturopathe. Avant de m'assurer qu'il vaut mieux « se concentrer sur soi, sur sa santé, son alimentation… » plutôt que sur la vaccination. Car il l'assure : « Manger vivant et naturel, lutter contre la sédentarité permet de renforcer son immunité. » C'est aussi simple que ça. Et forcément, lorsqu'une pandémie déferle et bouleverse nos habitudes, nos quotidiens ainsi que nos relations sociales, on a envie de croire à ces solutions. Surtout si l'on considère que cette crise sanitaire est la conséquence de ce que l'on dénonce. Pour les habitants du Diois, la pandémie de Covid-19 est le fruit d'un rapprochement incontrôlé avec la nature, d'un non-respect de la faune et de la flore… Et donc d'un mode de vie aux antipodes de celui qu'ils tentent de construire. « Une maladie de civilisation » causée par « le surpeuplement des villes polluées où les gosses sont malades, et notre mauvais rapport aux animaux et à toute la biodiversité », m'avait assuré une habitante. Les « médecines douces » seraient alors la solution pour lutter contre le virus, plus efficace encore que la vaccination, car leurs préceptes empêcheraient son apparition. Comme une pratique de prévention à l'échelle planétaire.

Voilà comment la naturopathie s'est trouvée renforcée par la crise sanitaire et a séduit un nombre grandissant d'adeptes. Elle a proliféré sur une dénonciation – louable sur le fond – des carences de notre système de santé publique, voire de nos modes de vie. Depuis des années, les praticiens brandissent l'argument d'une médecine devenue expéditive, ne prenant pas en compte l'individualité de chaque patient, au cœur de la naturopathie. « Moi, je passe du temps avec chaque personne, je fais des points de plus d'une heure avant de conseiller un jeûne monodiète, parce que je pratique depuis longtemps et que je connais les régimes. Je sais aussi quand il faut appeler un médecin », plaide Frédéric B.

2.

UNE EXPLOSION IMPOSSIBLE À QUANTIFIER

C'était le lendemain d'une fête de famille, quelques mois après la déferlante du Covid-19 en France. Mathilde a annoncé son départ. « Un dimanche matin », raconte douloureusement Henri. Vingt-cinq ans de vie commune, des enfants, « une histoire passionnelle » qu'il souhaiterait « à tout le monde ». Depuis, le mari esseulé ressasse, rembobine, souffre. Il admet volontiers que « personne n'est parfait, pas même [lui] », puis il relit la lettre d'adieu que son ex-femme lui a laissée. Jusqu'à connaître la fin par cœur. « Pardon et merci, ce que tu ne peux pas comprendre c'est que mon chemin est tracé et que je ne puis faire autrement que de le suivre. Tu garderas toujours une place immense dans mon cœur. » Aurait-il pu éviter ce drame s'il avait détecté et compris les premiers signes ?

Selon Henri, sa femme a toujours aimé l'homéopathie et s'intéressait à la communication animale, censée permettre de dialoguer avec les bêtes, vivantes ou mortes. Un attrait pour l'ésotérisme et les médecines non conventionnelles dont il ne voyait jusque-là pas les dangers. La mère de Mathilde a passé plus d'une vingtaine d'années très proche d'un groupe sectaire et sa sœur est médium. Puisqu'elle baignait dans ce milieu sans vraiment y adhérer depuis des années, Henri avait acquis la certitude que sa femme ne se laisserait pas embrigader. C'est pourtant de sa belle-mère, associée à sa belle-sœur, que tout est parti. Les deux femmes avaient déjà tenté la « cure de Breuss » : un jeûne de quarante-deux jours basé sur l'ingestion unique d'un jus de légumes dont la recette provient d'un certain Rudolf Breuss, un Autrichien du XXe siècle sans la moindre compétence médicale. Betterave, carotte, céleri, radis noir, parfois une petite pomme de terre. Rien de plus, si ce n'est des tisanes, l'alimentation devant exclure toute protéine. Pour Breuss, qui popularise sa pratique à la fin des années 1970, ce régime suffirait à prévenir la survenue de cancer.

À l'époque, la médium qui conseille cette cure à la mère et la sœur leur assure que cela leur permettra de « se régénérer ». Au début de la pandémie, c'est au tour de Mathilde d'y adhérer. Henri voit ainsi arriver chez eux des cartons de jus de betterave. « Le début de la fin », murmure-t-il. Sa femme arrête alors de manger de la viande et commence à consulter la chamane de sa mère, à faire tourner un pendule, à s'abreuver d'oracles en ligne… La mère et la sœur n'avaient tenu que la moitié du programme. Mathilde, elle, va au bout. À la fin, elle assure « avoir fait un *reset* sur sa vie ». Ce qui était un simple intérêt se transforme en une adhésion inconditionnelle. Leur relation, d'après Henri, se dégrade progressivement. Alors Mathilde se tourne vers d'autres personnes, plus proches de ses nouvelles croyances, et commence à parler « de forces, d'Univers, de conscience ».

Trois ans plus tard, elle crée une « communauté de sororité » avec sa mère et sa sœur. Dans leur « cercle », elles s'essaient notamment à la communication animale, réalisent des « incantations au soleil » et des soins énergétiques, alors que Mathilde propose des consultations en « mieux-être émotionnel » et en « sophrologie ». Depuis son départ, ses enfants ont rompu le contact avec elle et son côté de la famille. Seule une de leurs filles a gardé un lien distanciel. Quant à leur fils, il ne l'a vue que quelques fois ces dernières années. Aidé par des associations de lutte contre les dérives sectaires, notamment l'Unadfi, le Gemppi et le Caffes, Henri tente de comprendre ce que l'« emprise » veut dire : « Je serais heureux qu'elle sorte de cet état-là, heureux pour elle et pour mes enfants. Mais moi, j'ai refermé le livre. »

* * *

Si le Covid-19 a fait exploser le nombre d'adeptes des « médecines douces », l'ampleur du phénomène n'est pas quantifiable. Alors que des témoignages semblables à celui d'Henri s'accumulent dans la presse, il est impossible de dénombrer les pseudo-thérapeutes puisque leur profession n'est pas encadrée.

N'importe qui peut décider d'ouvrir un cabinet de naturopathie ou de kinésiologie, poser sa plaque en pleine rue et promouvoir ses consultations sur un site Internet ou sur les réseaux sociaux. Aucun recensement n'existe. Quelle proportion de cette nébuleuse de pratiques est potentiellement dangereuse, soit parce qu'elles conseillent – voire ordonnent – des actes nocifs en soi, comme le protocole de Miguel Barthéléry, soit parce que les préceptes fumeux qu'elles transmettent poussent leurs adeptes à s'isoler ? Là aussi, impossible de le savoir exactement.

Combien de personnes comme Mathilde ont quitté leur foyer ? Combien ont coupé les ponts avec leurs proches et décidé de faire des « médecines douces » leur religion ? L'histoire de Charles B. et de Miguel Barthéléry montre combien elles peuvent se révéler néfastes physiquement ; celle d'Henri et de Mathilde souligne que le danger de cette sphère est aussi sa capacité à enfermer certains de ses clients.

LA MIVILUDES AUX AGUETS

Dans les années 1990, la secte de l'Ordre du Temple solaire fait des dizaines de victimes en France, en Suisse et au Canada : plus de soixante-dix adeptes, convaincus par leur gourou, prennent part à des suicides collectifs en 1994, 1995 et 1997. Ces drames traumatisent le pays et débouchent sur une prise de conscience du risque sectaire. Le premier rapport sur les sectes paraît en France en 1996. La même année, l'Observatoire interministériel sur les sectes est créé, débouchant en 2002 sur la Mission interministérielle de vigilance et de lutte contre les dérives sectaires (Miviludes). Ses missions : analyser les mouvements qui « sont attentatoires aux droits de l'homme et aux libertés fondamentales ou constituent une menace à l'ordre public », mais aussi faire de la prévention. Charge à elle de former les agents publics à identifier les risques et les signaux d'alerte. Depuis 2020, elle est placée sous l'égide du ministère de l'Intérieur et souffre surtout d'un sous-financement chronique – mais nous y reviendrons. Dès ses débuts, l'organisme anti-secte porte une attention toute particulière aux pratiques alternatives en santé, souvent adulées par les gourous. Même le premier grand maître de l'Ordre du Temple solaire, Luc Jouret, était un homéopathe devenu peu à peu adepte de l'iridologie et l'ésotérisme.

Dans son rapport annuel d'activité (pas toujours ponctuel), la Miviludes publie le détail des saisines par secteur : l'enseignement, les mouvances religieuses, le développement personnel ou encore la santé. Le rapport repose sur les signalements faits par des particuliers ou des instances publiques lorsqu'un risque sectaire est suspecté. Si la santé a toujours figuré parmi les domaines les plus à risque, elle constitue désormais l'un des principaux points de départ de dérives sectaires. Dans son rapport 2018-2020, l'organisme constate déjà que 38 % des demandes adressées concernent ce secteur, « première porte d'entrée du risque de dérive sectaire[1] ». En 2020, l'organisme

1. Miviludes, *Rapport d'activité et études 2018-2020*, Miviludes/SG-

considère que quatre cent douze saisines parvenues portent sur les médecines complémentaires et alternatives, dont la multiplication des offres pseudo-thérapeutiques ou des solutions de bien-être constitue « un immense marché sur lequel prospère un certain nombre de personnes dangereuses[2] ». Le rapport suivant – portant sur 2021, mais publié en 2022 – est plus alarmant encore : cinq cent vingt saisines concernent désormais les « pratiques de soins non conventionnelles », telles que la naturopathie, le reiki, la nouvelle médecine germanique, etc.

Pour la Miviludes, « la place des pratiques de soins non conventionnelles devient un enjeu de santé publique [...] et contribue à créer une insécurité sanitaire[3] ». Parmi les procédés les plus dangereux, le jeûne tient une place prépondérante. Il illustre la pluralité des dangers évoqués : la mise en péril de la personne causée par la privation de nutriments – comme ce que préconisait Barthéléry – et son isolement – comme dans le cas de Mathilde et sa famille. Le rapport le plus récent de la Miviludes, paru en 2025, évoque également une augmentation des saisines tous domaines confondus, particulièrement dans le domaine de la santé. L'organisme alerte même sur le fait qu'il y a désormais « une augmentation et une diversification des méthodes et des offres de jeûne[4] ».

CIPDR, 22 juillet 2021, p. 19. En ligne : miviludes.interieur.gouv.fr.
2. *Ibid.*, p. 32.
3. *Id.*, *Rapport d'activité 2021*, Miviludes/SG-CIPDR, 3 novembre 2022, p. 40.
4. Miviludes, *Rapport d'activité et études 2022-2024*, Miviludes/SG-CIPDR, 8 avril 2025, p. 100. En ligne : miviludes.interieur.gouv.fr.

À l'été 2021, un drame a mis en lumière les risques inhérents à cette pratique du jeûne de plus en plus populaire. Un naturopathe, Éric Gandon, organise comme à son habitude un « stage de jeûne hydrique », consistant à n'ingérer que de l'eau pendant sept à quarante jours. Le rendez-vous d'août 2021 se fait au château de Brou à Noyant-de-Touraine, au sud de Tours. Mais le 12 août, une des participantes, âgée de 44 ans, est retrouvée morte. France Bleu, dans une interview reprise par *Marianne*[5], avait alors interrogé un homme présent à ce stage, choqué par le manque de sérieux et de suivi médical : « Nous devions prendre nous-mêmes notre tension, notre pouls. Surveiller nous-mêmes nos pertes de poids. Nous le rapportions ensuite à l'oral lors des points jeûnes quotidiens, mais rien n'était consigné par écrit ».

Certains participants seraient restés de longues heures alités après plusieurs semaines de privation de nourriture, sans aucune visite des organisateurs. L'un d'eux aurait même dû être transporté à l'hôpital pour recevoir des soins urgents. Interrogé par *Marianne*, Éric Gandon était revenu sur les raisons mystérieuses du décès de la participante : « Quand un jeûneur va mal, son état se dégrade progressivement. Ce n'est pas quelque chose de soudain, il va être fatigué, en sous-poids. Elle était en forme, elle aurait pu continuer. Pour

5. Jean-Loup Adénor, « Mort mystérieuse d'une femme lors d'un jeûne collectif animé par un naturopathe » [en ligne], *Marianne*, 20 août 2021.

moi le jeûne n'a rien à voir dans son décès », avait-il argué, balayant les risques liés à l'absence d'encadrement médical du stage. Il avait plutôt évoqué « une possible myocardite », sous-entendant que la vaccination pourrait être responsable du décès, la défunte ayant déjà reçu des injections au cours de sa vie.

Mis en examen pour « homicide involontaire », « mise en danger de la vie d'autrui », « abus de faiblesse » et « exercice illégal des professions de médecin et de pharmacien » en janvier 2023, le naturopathe est sorti de prison en mai 2023, après quatre mois de détention provisoire. Le procès pour ces chefs d'accusation n'a pour le moment pas encore eu lieu. « À présent, je propose des séjours sur mon lieu de vie à qui se sent intéressé par cette démarche et partager ma vie vers l'autonomie et le développement personnel », écrit-il en description de sa chaîne YouTube, sur laquelle il réfute encore toute responsabilité dans le drame. Pourtant, le naturopathe autoproclamé n'a plus le droit d'exercer dans deux départements. En 2024 et en 2025, les tribunaux administratifs d'Orléans et de Nantes ont successivement confirmé les arrêtés préfectoraux lui interdisant d'organiser des stages de jeûne hydrique en Indre-et-Loire et en Vendée.

UNE COMMUNAUTÉ RENFORCÉE

Les scandales ne semblent pas ternir les beaux jours que la naturopathie a devant elle. Un autre exemple serait celui d'Irène Grosjean, figure de proue de la naturopathie décédée en 2024, dont le nom a été cité à plusieurs reprises lors du procès en première instance de Miguel Barthéléry. En 2022, une séquence d'une de ses vidéos datant de 2018 avait été exhumée par le compte Twitter L'Extracteur, « un collectif informant sur les dangers de certaines pseudo-alternatives en matière de santé et d'alimentation » et alertant « sur les dérives sectaires ». Dans celle-ci, la pseudo-thérapeute conseillait des attouchements en cas de fièvre d'un enfant : « Si c'est une petite fille [...], il faut asseoir l'enfant sur une cuvette et on va mettre des glaçons dedans. Et avec un gant de toilette, frictionner les lèvres et évidemment on va toucher un peu le clitoris. » Passée sous les radars pendant quatre ans, la vidéo a provoqué l'émoi des internautes, poussant même Doctolib à supprimer certains profils de praticiens de « médecines douces » et alternatives qui se targuaient d'avoir été formés par Irène Grosjean. Mais l'événement avait surtout fédéré la défense de la reine de la naturopathie. Elle en avait profité pour promouvoir les bienfaits des « bains dérivatifs » et dénoncer la violence des accusations à son égard.

La Miviludes ne peut s'intéresser à tous les thérapeutes : ses rapports ne recensent que la partie émergée de l'iceberg. Peut-être même pas la plus dangereuse. En plus des signalements pour dérives sectaires en constante augmentation, la popularité de certaines figures des « médecines douces » montre un attrait grandissant pour la « santé naturelle ». Irène Grosjean ne fait pas exception : le secteur a désormais ses « stars ». Le dernier rapport de l'organisme public se focalise ainsi sur un nom : Thierry Casasnovas. À lui tout seul, cet habitant des Pyrénées-Orientales a provoqué cinquante-quatre saisines en 2021. Il est l'apôtre le plus connu dans ce domaine. Pourtant, ses « conseils » – divulgués depuis près de quinze ans sur sa chaîne YouTube – sont à l'origine relativement simplistes et peu cohérents : manger des fruits et légumes crus, boire des jus, se rapprocher de la nature, s'écouter… Tout cela permettrait d'être en bonne santé. Sans surprise, l'homme n'a pas de formation médicale, mais il aurait survécu à une grave maladie grâce au crudivorisme, qui consiste à manger uniquement cru.

Thierry Casasnovas reprend toutes les lignes directrices de la naturopathie : la maladie n'existerait pas, elle servirait uniquement à engraisser les industries pharmaceutiques en vendant des médicaments, alors que seuls les remèdes « naturels » permettraient d'atténuer les symptômes. Dans une vidéo, il propose de « rendre la médecine obsolète », dans une autre il raconte ses « incroyables résurrections »… Et, comme bon nombre de naturopathes, il s'est aussi illustré pendant la crise sanitaire en minimisant la gravité de la maladie : « Le Coronavirus, si j'étais ministre de la Santé, ça serait réglé rapido. Bain froid et jeûne pour tout le monde, un petit peu de jus de carottes et vas-y que je t'envoie », assurait-il en 2020, dans une vidéo disponible sur sa chaîne Youtube, Regenere.

JUSTICE À LA RESCOUSSE

Les ennuis judiciaires de ces personnalités ne font que fédérer leur communauté. Dans certaines de ses vidéos, Thierry Casasnovas tourne ainsi en dérision ses déboires avec la justice. En juillet 2024, il raconte face caméra que le juge qui suit son dossier lui reproche de mettre en danger ses adeptes en leur faisant miroiter une guérison fabuleuse : « Mais le juge aussi croit au miracle de la médecine conventionnelle », raille le gourou du cru avec aplomb. Le naturopathe comparaissait pour « abus de confiance, faux et usage de faux, exercice illégal de la médecine, exercice illégal de la pharmacie, pratiques commerciales trompeuses, abus de biens sociaux, blanchiment et abus de faiblesse » après avoir été placé en mars 2023 sous contrôle judiciaire. Depuis, il a l'interdiction de participer ou d'organiser des formations en lien avec la santé. Cela ne l'a pourtant pas empêché de continuer à donner des conférences, notamment près de Perpignan en mai 2024, devant trois cents personnes. Son contrôle judiciaire avait alors été renforcé. Sur YouTube, il culmine désormais à plus de 2,8 millions d'abonnés, qui peuvent profiter de toutes ses vidéos disponibles et de celles qu'il continue, encore aujourd'hui, de publier. Combien de personnes sont susceptibles de suivre ses « conseils » ? Impossible à savoir. Pourtant, les risques que le gourou du cru leur fait potentiellement courir sont bien réels.

En juillet 2021, alors que j'écrivais depuis quelques mois à peine sur les « médecines douces », je suis partie à plusieurs centaines de kilomètres de Paris rencontrer Sophie, une jeune femme de 35 ans atteinte d'un cancer du sein. Depuis 2012, à mesure qu'elle luttait contre la maladie, la médecine l'a peu à peu déçue. Il a fallu trois gynécologues avant de poser le bon diagnostic. Trop tard : trois tumeurs s'étaient déjà développées. À partir de là, les accalmies et les rechutes se sont enchaînées, douloureuses. Il fallait pourtant continuer, supporter les effets secondaires de la chimio… Et surtout les erreurs et la froideur de certains oncologues et autres professionnels de santé pour qui elle avait l'impression de n'être « qu'un numéro de Sécu ». Peu à peu, elle a commencé à voir un magnétiseur, puis elle a fini par se persuader que les « médecines douces » valaient mieux et elle a arrêté ses traitements. Elle m'a raconté toute cette histoire-là étonnamment rieuse et lucide, au fil d'une journée passée à manger des légumes crus et à marcher, lentement, dans les allées de son potager. Les métastases avaient atteint plusieurs de ses organes.

Parfois, mon esprit divaguait. Pourquoi abandonner un traitement quand il reste un peu d'espoir ? Mes yeux se détachaient furtivement des courgettes et des tomates pour se poser sur les cicatrices qui couraient sous ses bras alors qu'elle me parlait de sa naturopathe, de sa chamane ou de son magnétiseur. Ses ultimes soutiens. Comment en est-elle venue à les contacter ? Qui l'a mise sur cette piste ? À un moment, elle s'est arrêtée de marcher et a sorti son téléphone, comme pour raccrocher mon attention : « Je regarde des vidéos de lui, des fois, aussi… ». Et inévitablement, le sourire de Thierry Casasnovas est apparu à l'écran.

3.

La toute-puissance des stars de la pseudo-médecine

Alors que je n'avais pas encore digéré la vidéo montrée par Sophie, nous avons déjeuné dans sa coquette maison. Elle ne regardait pas simplement Casasnovas, elle *vivait* Casasnovas. Sur la table, j'ai découvert un assortiment de légumes du jardin. Toujours consommés crus, jamais accompagnés de viande. Sa naturopathe, « spécialiste en équilibre énergétique » ou encore « guérisseuse », présente chez elle plusieurs fois par semaine, est venue lui rendre visite ce jour-là. « Comment tu vas ? », lui a-t-elle dit en souriant, gênée par ma présence et posant une main sur la maigre épaule de l'hôte. Ses os saillants répondaient d'eux-mêmes. « Ça va », a menti Sophie dans un sourire.

Particulièrement à l'aise, la naturopathe est entrée dans la cuisine sans qu'on l'y invite. Elle connaissait parfaitement les lieux, leur histoire, ainsi que celle de sa cliente. Lorsque Sophie a arrêté de voir son premier magnétiseur, la maladie est restée silencieuse quelques années. Jusqu'à ce que les douleurs reviennent, plus criantes encore. Quand les métastases ont atteint les os de son dos, le besoin d'accompagnement et d'empathie est devenu indispensable. Elle a trouvé cette aide auprès d'une naturopathe qui la suit depuis des années. Elle lui parle alimentation et bien-être, tout en cherchant « les causes de la maladie dans son histoire personnelle ». Elle percevrait les soubresauts de ses maux, de ses doutes, de ses détresses ou de ses espoirs. Même de ses vies antérieures et des traces qui en surgissent et blessent son corps. Ensemble elles « rationalisent » les évolutions de la maladie, qui s'expliqueraient à travers son histoire traumatique et ses carences affectives. Le dos touché ? Manque de soutien de la part de l'entourage. Ensuite c'est au tour du foie, organe de la colère. Celle qu'elle n'est pas parvenue à extérioriser.

Si la présence de la naturopathe ne suffit plus à apaiser ses souffrances physiques et psychiques, elle se repose sur un magnétiseur-énergéticien, différent du premier qu'elle a arrêté de voir lorsqu'elle n'en sentait plus le besoin. Ce praticien l'aiderait à retrouver sa vitalité grâce au champ magnétique qui l'entoure. Lorsque la petite tache sur son foie a colonisé tout l'organe et que son oncologue l'a aiguillée vers un nouveau traitement en se montrant de plus en plus sceptique, elle s'est laissé persuader par ses deux thérapeutes que cela avait grossi « à cause de la chimio ! ». Jamais elle ne les a contredits. Ni eux ni la médium qu'elle a commencé à voir. Ces praticiens ne sont pas non plus allés contre sa volonté lorsqu'elle leur a dit vouloir en finir avec ses traitements. En dix ans, toute une galaxie de thérapeutes s'est formée autour d'elle. « Sans eux, je serais morte », m'a assuré Sophie en passant la main dans ses cheveux, raccourcis par des années de chimio. Ils sont devenus bien plus que des praticiens. Toujours disponibles et à l'écoute, ils sont des piliers, des amis. Et justement, les bons comptes font les bons amis. Pour l'énergéticien, le bon compte, c'est 50 euros la consultation – sur place ou à distance, les énergies transitent aussi par téléphone ! Un peu plus onéreux avec sa naturopathe, mais elle dépasse volontiers sur le créneau prévu pour comprendre le chemin de réincarnation de sa cliente – pardon, son amie. Qu'importe la facturation du temps passé ensemble. Grâce à eux, elle a un peu d'espoir. Celui d'une existence dans laquelle la maladie ne l'a pas laissée seule, où elle pourrait survivre à force de croyances. Les rêves n'ont pas de prix.

* * *

Ces pseudo-praticiens ne sont-ils motivés que par le soin ? À travers tous les thérapeutes, on ne peut pas vraiment le savoir. Surtout qu'il n'y a pas qu'un profil. Certains sont sûrement honnêtes, persuadés du bienfait de leur « thérapie ». Peut-être était-ce même le cas de Thierry Casasnovas, lors de ses premières apparitions.

THIERRY CASASNOVAS

Début 2010, Thierry Casasnovas racontait sa propre « guérison » et vendait principalement des extracteurs de jus. Depuis, c'est peu dire qu'il s'en sort très bien : « Dès ses débuts, il a eu une attitude très commerciale. Il vend directement ses produits – autrement dit, de la poudre de perlimpinpin – et les gens achètent », relate Pascale Duval, porte-parole de l'Union nationale des associations de défense des familles et de l'individu victimes de sectes (Unadfi). Depuis, il s'est diversifié dans le domaine des formations, des stages... Tout en s'offrant un beau patrimoine immobilier dans les Pyrénées-Orientales, où il a implanté plusieurs de ses activités. Sa société Actinidia, spécialisée dans le commerce hors magasin et probablement l'une des plus rémunératrices de ses entreprises, y a vu le jour en 2015. Plus exactement dans le Vallespir, une région naturelle en contrebas du massif du Canigou.

En 2019, son chiffre d'affaires atteint 1,9 million d'euros. En 2020, 1,4 million, d'après le site *Pappers*. Depuis, le montant a continuellement baissé, jusqu'à devenir nul en 2023. Son autre entreprise, Francous, dont le chiffre d'affaires dépassait 1 million d'euros en 2022, est radiée du greffe de Perpignan depuis février 2024. Alors, où en sont les finances Thierry Casasnovas ? « Au moins une partie de ses activités est désormais basée en Irlande », glisse un membre de L'Extracteur. En naviguant sur son site, rgnr.tv, on découvre que « les services ci exposés sont exploités par la société Regenere Limited [...] dont le siège social est situé Pod 2, The Old Station House, 15a Main Street, Blackrock, Dublin, Ireland ». La société est « représentée par Neotoria en qualité d'actionnaire anonyme », indiquent les mentions légales du site. Autrement dit : Casasnovas a domicilié ses activités dans un pays à la fiscalité avantageuse et ce, grâce à une mystérieuse société. Mais qu'est-ce que Neotoria ? Il s'agit d'un cabinet comptable crée par un Français, un certain Franck Brunet. Son objet : assurer « tous les actes comptables, fiscaux, sociaux et légaux d'une société irlandaise » et aider à trouver des solutions en « principes fiscaux au niveau international ». Une forme d'optimisation dans un pays réputé pour être un paradis fiscal ? Neotoria propose aux entreprises de créer des sociétés avec un « bureau virtuel dans le comté de Dublin », un compte bancaire professionnel sur place, etc. D'ailleurs, à l'adresse du siège de Regenere Limited, on trouve… un service de location de boîtes aux lettres. Une société-écran, qui occulterait les activités de Thierry Casasnovas à la fiscalité française. Le tout grâce à un partenariat avec l'autre bébé de Franck Brunet, la société France-Irlande, qui explique en ligne que « bien sûr, l'impôt sur les sociétés à 12,5 % reste un élément central de la stratégie et de la fiscalité en Irlande pour attirer les investissements directs étrangers ». Un double avantage, puisque la société-écran lui permet aussi de se protéger dans le cadre de son contrôle judiciaire.

Pendant ce temps, Casasnovas développe son offre et lance sa plateforme vidéo, avec des abonnements payants : 5 euros par mois pour « RGNR+ », 15 euros pour la formule Premium. Mis en examen au printemps 2023 pour « exercice illégal de la médecine » et « abus de faiblesse », il a profité d'une cagnotte de soutien qui a dépassé, en janvier 2024, 175 000 euros.

Quinze ans après ses débuts, c'est un fait : Thierry Casasnovas est tout-puissant. Le youtubeur a un ascendant certain sur ses adeptes, parfois prêts à délaisser le corps médical au profit de ses conseils, pourtant irrationnels. Et il est à la tête d'un empire économique, presque industriel. C'est également le cas de la famille Grosjean, deuxième nom le plus connu de ce milieu. Avec sa fille Nelly, Irène Grosjean rassemblait plus de cent mille adeptes sur les réseaux sociaux. Antivax, adepte de l'alimentation crue et de traitements douteux, elle préférait les jeûnes prolongés et les purges à la médecine. Elle recevait aussi des clients à son domicile, à Graveson (Bouches-du-Rhône). Plusieurs témoignages assurent qu'elle remettait en cause auprès d'eux des analyses biologiques ou des prises de sang, ne faisant confiance qu'à son pendule, aux huiles essentielles et autres « produits naturels » particulièrement onéreux qu'elle commercialisait dans sa boutique attenante. Irène Grosjean était proche de Thierry Casasnovas ainsi que de Miguel Barthéléry, qui racontait pendant son procès avoir été formé par elle.

Aujourd'hui, c'est Nelly Grosjean qui a repris l'entreprise familiale. Coauteure d'un ouvrage sur la « détox » avec Miguel Barthéléry, elle fait payer 180 euros une première consultation avec elle, pour quarante minutes montre en main. D'après son site, on a le privilège de la rencontrer en remplaçant son petit-déjeuner par 500 millilitres de purée de fruits, en buvant un litre de jus de légumes par jour pendant trois semaines, en utilisant quotidiennement des hydrolats et des huiles essentielles, ou encore en lisant ses livres. Par chance, Nelly Grosjean vend tout ce qu'il faut pour mener à bien ce petit programme. Ses huiles essentielles peuvent aller jusqu'à 47 euros le flacon. Pour aller plus loin, comme de nombreux thérapeutes elle propose des stages de jeûne, des cures, des formations… pouvant atteindre 1 000 euros la semaine. Voire plus, si le séjour est à l'étranger. En novembre 2025, il fallait compter 2 800 euros pour dix jours passés à Bali, avec 600 euros supplémentaires pour ne pas partager sa chambre. Sans compter l'avion. Au programme : des massages, un apprentissage du « nettoyage énergétique », de la méditation, une harmonisation de l'ADN, de la cuisine… et lever à 5 heures tous les jours. Pour les petits porte-monnaie la cure de quatre jours tombe à 1 550 euros ! Autour des consultations, tout un assemblage d'activités et de matériel s'est formé, participant à la création d'un véritable business pour cette famille.

C'est d'ailleurs ce qui a alerté Sabine. Il y a un peu plus d'une dizaine d'années, sa cousine, qu'elle considère comme sa sœur, apprend souffrir d'un cancer du sein. « Deux amis à elle connaissaient déjà Irène Grosjean », raconte-t-elle. Ils lui recommandent alors de rencontrer la célèbre naturopathe et lui obtiennent un rendez-vous. « Je l'ai accompagnée », raconte Sabine. Elles prennent ensemble la route de Graveson, le quartier général des Grosjean, au sud d'Avignon. Puis elles pénètrent dans la boutique accolée au musée des arômes et du parfum, là où Irène Grosjean assure ses consultations. Pendant que sa cousine est dans le cabinet, Sabine observe les huiles essentielles, les cristaux… « Ma cousine est ressortie avec une liste de plus de 300 euros de produits », auxquels s'ajoute la centaine d'euros du rendez-vous. Des hydrolats de romarin, des lavements, des huiles essentielles… Qu'Irène Grosjean l'envoie acheter directement sur place. « Alors qu'on peut les trouver dix fois moins cher ailleurs », s'agace Sabine. « J'ai appelé un des amis qui l'avait recommandée et je lui ai dit que ce n'était que du marketing. Je leur ai demandé de l'aide pour la sortir de là. » Commence alors la « descente aux enfers » pendant laquelle sa cousine s'éloigne de ses traitements, alors que Sabine prend conscience du business considérable bâti par la famille Grosjean.

L'APPÂT DU GAIN

Ce commerce dépasse le cadre de la petite entreprise familiale. La mère et la fille, accompagnées d'autres proches, ont créé plusieurs marques et sociétés au fil des années, afin de commercialiser leurs produits, leurs stages et leurs formations. Parmi elles, les Alambics du Cèdre, une société lancée en 2004 et domiciliée à Graveson, qui commercialise leurs articles « Bioessentiel ». En 2021, le chiffre d'affaires était de 1,33 million d'euros contre 614 000 en 2023. Signe du début de la fin ? Pas vraiment. L'héritière d'Irène a aussi lancé le site Moulin de Vies, en louant des sortes de chalets en Suisse. Deux nuits coûtent près de 750 euros pour une « expérience de santé holistique ». On trouve aussi une fondation en Suisse, « dont les comptes sont opaques », explique Clément, membre du collectif L'Extracteur. En apparence, l'objet de la Fondation est plus que noble : protéger la planète, planter des arbres, lutter contre la famine et même « offrir une vie heureuse aux générations futures, en aidant des enfants au Népal ». Sûrement trop beau pour être vrai. En fouillant l'architecture de la Fondation, on remarque le nom de Patrick Eraers dans le conseil de fondation. Un investisseur privé domicilié à Dubaï, qui s'était porté candidat au rachat d'une centrale à charbon en Slovénie par une de ses holdings en 2014. « Protéger la planète », disait-on. « Il est très difficile d'avoir des chiffres, mais il est probable que les bénéfices des Grosjean se comptent en milliers, peut-être millions d'euros », avance Clément. Rien que ça.

En juillet 2024, Irène Grosjean, âgée de 94 ans, a perdu la vie dans un accident de la route. Nul doute que sa fille continue de faire fructifier l'entreprise, mais c'est peut-être Thierry Casasnovas qui va hériter de sa notoriété. Quelques jours avant la nonagénaire, une autre figure de la « santé naturelle », Daniel Kieffer, est décédée. Thierry Casasnovas a alors sauté sur l'occasion, écrivant sur X (anciennement Twitter) : « Au nom de la mémoire de ces deux immenses figures de la naturopathie en France, je m'engage plus que jamais à porter haut le flambeau de la naturopathie. » Comme pour célébrer le début de son règne.

4.

Les réseaux sociaux, une nouvelle arme

Aussi surprenant que cela puisse paraître, le décès d'Irène Grosjean a été difficile à vivre pour moi aussi. Je vous rassure, non pas parce que j'ai perdu un guide spirituel ou que je suis démunie sans ses « conseils santé ». Non, plutôt à cause du déferlement de haine dont je suis devenue la cible après avoir publié, dans *Marianne* toujours, l'article « Irène Grosjean est morte, enterrons la naturopathie[1] », au lendemain de sa disparition. Je le concède, le papier est incisif. J'y rapporte notamment le témoignage vécu par Sabine avec sa cousine, dont vous avez lu l'histoire précédemment. Émue par son récit et lassée par bientôt quatre années à raconter les dérives grandissantes de la naturopathie, j'écris le 31 juillet 2024 qu'il est temps de « rendre hommage à ceux à qui Irène

1. Margot Brunet, « Irène Grosjean est morte, enterrons la naturopathie » [en ligne], *Marianne*, 31 juillet 2024.

Grosjean a nui ». Ce qui a déclenché une litanie de réactions sur les réseaux sociaux. « Du lourd dans la connerie et la méchanceté… Une petite plainte vous tente ??? », lâche un internaute sur X. Nombre d'autres embrayent et reprennent le refrain habituel sur l'industrie pharmaceutique : « Votre réflexion est-elle uniquement le fruit d'une doctrine politique dictée par Big Pharma ? » Parmi les centaines de commentaires, c'est bien sûr très souvent la médecine qui est attaquée : « La médecine allopathique et chimique, première cause de mortalité, on en parle ? » D'autres préfèrent simplement les insultes : « Encore une connasse qui ne connaît rien à la naturopathie. » « Tu fais quoi de ta vie, à part écrire de la merde ? » Ou, un peu plus développé et malheureusement presque vrai, pour une fois : « Tu es une grosse journalope parisienne qui vit dans 25 m^2, qui vient faire la leçon et salir les gens pour un salaire de merde. » Quand j'ai rédigé la première version du synopsis de cet ouvrage, je vivais bien à Paris… mais dans 24 m^2.

Cet épisode m'en a rappelé un autre, datant de février 2023. J'avais participé à l'émission *Débat Doc*, sur LCI, autour du thème « Le jeûne : faut-il croire en une thérapie ? » Parmi les dizaines de commentaires insultants d'un extrait sur X, un internaute avait même publié le montage d'une cruche entourée de bulles reproduisant mes citations. Si cette publication et l'allusion à la surface de mon logement de jeune journaliste me firent sourire, c'est qu'écrire sur le domaine de la santé – surtout sur les dérives, depuis la crise sanitaire – m'a habituée à recevoir des déluges récurrents d'insultes selon les sujets abordés. Plusieurs confrères subissent également les mêmes dénigrements dans d'autres médias. Alors mieux vaut en rire. Et surtout, analyser le phénomène. Ces attaques ciblées et coordonnées contre des journalistes montrent que les praticiens des « médecines douces » se servent des réseaux sociaux comme d'une arme, à la fois pour fédérer une communauté qui sait se montrer soudée lorsqu'elle se sent attaquée et pour diffuser leur idéologie du même coup.

UNE VITRINE ALLÉCHANTE

Ces dernières années, le marketing autour des « médecines douces » a touché une grande partie de la population grâce à des contenus de plus en plus attrayants. Les stars de ce système l'ont bien compris, comme Thierry Casasnovas avec son compte YouTube. Il y a une dizaine d'années, l'homme qui se présentait devant la caméra avait les joues particulièrement creuses, les cheveux longs, presque gras. Ses montages étaient rudimentaires, ses textes écrits dans des polices de caractères démodées. Il dépassait rarement les dix mille vues, mais parfois, il crevait son plafond de verre et culminait à plusieurs centaines de milliers de vues. Peu à peu, son visage s'est raffermi, il a perdu de sa maigreur et ses cheveux longs. Le montage – toujours hasardeux, mais de moins en moins artisanal – est devenu une marque de fabrique qui participe à l'effet de proximité avec le spectateur. Aujourd'hui ses pastilles vidéo sont séduisantes, atteignant parfois le million de vues. Bingo. Voilà le rebouteux des temps modernes. Et Casasnovas a réponse à tout. Sur sa page YouTube, on peut trouver des contenus sur chaque aspect de la santé : l'hydratation, la recherche du poids idéal, la santé mentale et même la gestion des canicules grâce à notre alimentation. Tout le nécessaire, accessible gratuitement et en vidéo. Que demander de plus ? D'autant qu'il n'est pas le seul à exploser le compteur de YouTube en la matière. Irène Grosjean et ses différents comptes culminent aussi. Parmi les plus connus et qui l'ont fait connaître : « *Le chou* », un « média libre questionnant la vie et le vivant » avec ses cent quinze mille abonnés. La naturopathe était surtout très active sur Facebook, où elle publiait régulièrement des recettes, des sortes d'articles ou encore des invitations à des événements.

De nombreux pseudo-thérapeutes bien moins connus prolifèrent sur les réseaux sociaux. Il suffit de rechercher « naturopathe » sur Facebook pour découvrir des dizaines de propositions pour tous les goûts. L'un expose une méthode pour arrêter de fumer, l'autre se présente au service de notre santé « physique et émotionnelle » et se dit capable de gérer les troubles intestinaux ou hormonaux. Le rythme effréné de ces publications montre que ces praticiens veulent aller plus loin que simplement donner des consultations. Ils cherchent à faire prospérer une autre vision de la santé, de l'alimentation, voire de notre société. À l'inverse, peu de médecins diffusent des contenus de vulgarisation, ce qui pourrait devenir une arme pour contrer la prolifération de ces charlatans. Les naturopathes se sont adaptés aux réseaux sociaux, en particulier à Instagram, où les contenus doivent être soignés : les photos bien prises, lumineuses, dévoilent un quotidien présenté sous ses plus beaux angles. Une vitrine qui correspond à l'image que veut véhiculer cette pratique : un côté « *feel good* », une injonction à « prendre soin de soi » et manger « *healthy* ». Sybille parle ainsi de santé hormonale et de fertilité masculine avec des petites pastilles aux tons pastel. Hélène alterne les clichés d'elle en train de sourire avec ceux de ses plats parfaitement présentés, toujours débordants de légumes, le tout accompagné de conseils santé sur toutes les thématiques possibles : « L'alcool, ennemi de la performance ? » Ou encore : « Le cholestérol n'est pas ton ennemi. »

LA SANTÉ FÉMININE COMME CIBLE

La plupart de ces praticiens exploitent les thèmes de la santé féminité et de la natalité, comme le syndrome des ovaires polykystiques (SOPK) ou l'endométriose, désormais connue par le grand public. Pour cette affection, la pilule est le seul traitement proposé actuellement. Mais cela interroge forcément l'intimité, comment faire si l'on souhaite avoir des enfants ? Comment arrêter la contraception, si sans elle la douleur tord le ventre ? D'autant que la pilule – ou plutôt « les hormones » – souffre d'un désamour grandissant, alors que les naturopathes promettent de soigner les patientes par « la nature », sans médicaments. Sur Instagram, on assiste à la rencontre entre un public jeune, souvent féminin avec de nombreux questionnements sur la sexualité, et des praticiens qui savent comment les attirer. Alors pour l'expérience, je me suis laissé tenter.

UNE IMMERSION INTERACTIVE

Je prends rendez-vous avec une des premières pseudo-thérapeutes, trouvée après avoir tapé « naturopathe » dans la barre de recherche des profils. Elle me propose une consultation gratuite de vingt minutes, à distance, une sorte de test… ce que la médecine conventionnelle ne propose pas. Je m'inscris et la visioconférence est prévue une semaine plus tard. Le jour J, pour que la naturopathe ne me soupçonne pas, je mens le moins possible. Je me présente comme une jeune femme de 27 ans atteinte d'endométriose et désireuse d'arrêter de prendre la pilule. Tout est vrai : on m'a diagnostiqué une endométriose en 2023. Comme des millions de femmes de mon âge, sans pilule, les douleurs étaient devenues de plus en plus difficiles à supporter, quels que soient les antalgiques prescrits. Je me suis alors posé pas mal de questions. Pour lesquelles cette naturopathe, trouvée en trois clics sur mon téléphone, avait l'air d'avoir des réponses.

Rapidement, elle m'explique que nous pouvons prévoir des entretiens réguliers au cours desquels elle peut me faire suivre un « programme pour arrêter la pilule ». Comment m'aidera-t-elle à le faire ? « Ce sera surtout de l'écoute, un moment de lâcher prise », m'assure-t-elle. Rien de bien clair et précis, mais je comprends qu'elle fera office de psychologue en répondant à mes interrogations, de médecin généraliste en analysant mon état de santé global et de gynécologue en étudiant mon endométriose. Ma licence en biologie et ma confiance en la médecine – même si elle n'est pas sans faille – me font douter de son plan. Heureusement, l'Assurance maladie explique qu'« afin de réduire les lésions d'endométriose qui sont hormono-dépendantes et qui évoluent selon le cycle menstruel, le médecin prescrit des médicaments qui provoquent l'arrêt des règles ». Autrement dit : la pilule fait, au grand dam de nombreuses jeunes femmes, office de traitement pour cette pathologie en évitant que les lésions se propagent. Mon interlocutrice, qui m'a expliqué ne pas avoir de formation reconnue en santé, me propose pourtant… de la stopper.

Peut-on reprocher à une jeune femme souffrant d'un tel mal de se laisser embarquer par ce discours séduisant ? Même avec tous les voyants rouges allumés, une part de moi a envie d'y croire. Parce que j'ai 26 ans, que je n'ai jamais eu de médecin de famille qui connaît mon historique médical ni de gynécologue attitré qui me convienne. J'aurais apprécié être accompagnée, que l'on me dise si les douleurs pouvaient s'estomper, si elles subsisteraient le jour où j'arrêterai la pilule pour avoir des enfants. Je n'ai jamais vu de psy à ce moment-là non plus, en tout cas pas plus de quelques séances. Mais je me dis souvent « que ce serait quand même bien ». Alors quand quelqu'un se propose d'être pour moi un peu les trois à la fois – médecin, psy, gynéco –, difficile de refuser la proposition.

Le « programme » dure quatre mois : avec quatre séances d'une heure trente et d'autres de vingt minutes, comptez 420 euros. C'est cher, mais pour trois compétences médicales en une, c'est une affaire… D'autant que le prix fait partie de la thérapie et que pour ce tarif, la praticienne est disponible « quand [je le souhaite] sur WhatsApp ! » Comme le faisaient, il y a quelques décennies, les médecins sur leur fixe. Grâce aux réseaux sociaux, les naturopathes ont remplacé les généralistes en se rendant disponibles à tout moment. N'importe quelle star de la santé naturelle a forcément publié un post sur la question qui vous tracasse. Cette colonisation des réseaux sociaux séduit désormais un public vulnérable : la jeunesse. « C'est quelque chose de nouveau, depuis la crise sanitaire : des jeunes se retrouvent concernés, ce qui était autrefois particulièrement rare, mis à part lorsque les parents étaient déjà adeptes », alerte Didier Pachoud, président fondateur du Groupe d'étude des mouvements de pensée en vue de la protection de l'individu (Gemppi), une association accompagnant des victimes de dérives sectaires et leurs proches. Le retour en grâce de la figure de la sorcière, ou encore les ventes d'ouvrages ésotériques destinés aux adolescents, illustre un attrait inédit de cette tranche d'âge pour le New Age.

Si cette transition vers le numérique est un succès pour les médecines dites alternatives, c'est aussi car les médecins conventionnels ne peuvent pas suivre le rythme. Depuis le confinement, les téléconsultations se sont répandues, mais certains actes doivent obligatoirement être réalisés physiquement : la prise de certaines constantes, l'examen de l'intérieur de la gorge ou d'une plaie, etc. Alors qu'un naturopathe n'a pas nécessairement besoin d'une rencontre en personne, puisqu'il ne réalise pas d'actes médicaux. Et surtout, il peut promouvoir sa pratique grâce à la publicité, ce que ne fait pas le médecin. Voilà comment, après un tour sur les réseaux, vous pouvez facilement vous retrouver dans une téléconsultation qui vous conseille d'arrêter un traitement.

5.

Un business florissant

« Naturopathe à Montreuil, en ligne et en cabinet, huiles essentielles, troubles du sommeil et de l'humeur. » Sur Instagram, les descriptions des « spécialistes du bien-être » se ressemblent souvent. Une rapide présentation des domaines d'activité et le tour est joué. Je n'ai donc pas eu de difficultés à me créer une image crédible de naturopathe sur le réseau social. En une demi-heure, me voilà praticienne, à la recherche des « meilleurs conseils pour mes clients ». C'est ainsi que, fin décembre 2024, une vingtaine de « formateurs » et autres accompagnateurs – des femmes principalement – repèrent rapidement mon profil et me proposent aussitôt leurs services.

Caroline m'aborde en premier avec une vidéo sur la « santé cellulaire ». Elle cherche des partenaires pour un « concept unique, très peu développé en France et Belgique » et qui viendrait de Scandinavie : Zinzino, mastodonte des compléments alimentaires censés offrir une « nutrition spécialisée ». Ou encore Céline, thérapeute et profileuse de l'orientation délivrant « des conseils pour mieux [me] connaître et/ou trouver [ma] voie professionnelle sans stress », grâce à ses « différents outils de connaissance de soi : la numérologie, l'astrologie et le Human Design, la Matrice, l'ikigai et le bilan de compétences ». Gros avantage commercial : ce bilan de compétences à 1 850 euros est éligible au Compte professionnel de formation. C'est l'État qui paie, ne manquez pas l'occasion ! Vient ensuite Marie, de MonCab, grâce à qui je pourrais apparemment louer un cabinet médical. Mais les notifications de mon smartphone sont surtout prises d'assaut par une dizaine d'internautes qui insistent pour que je devienne à la fois cliente et relais de Doterra, un commerçant d'huiles essentielles. Pour cela rien de plus simple : dès que j'aurai acheté un coffret à 150 euros minimum en mentionnant le nom de l'internaute commerçant que j'aurais choisi, il deviendra mon formateur attitré... Pour m'aider ensuite à vendre moi-même des flacons, puis à recruter des vendeurs.

Dans la jungle des compléments alimentaires et des huiles essentielles, trouver le meilleur rapport qualité-prix est un sacré défi, d'autant plus sur Instagram où les contenus promotionnels déguisés sont légion. J'écris alors à des laboratoires pour me renseigner sur leurs produits. Plusieurs se montrent intéressés et proposent de me former à l'utilisation de leurs marchandises : Oligosanté, Copmed, Nutergia... Une conseillère de ce dernier me transmet même un questionnaire en ligne m'interrogeant sur mon transit, mes habitudes alimentaires, mes prises médicamenteuses, mon lieu de vie, mon état de santé… L'interlocutrice s'occupe ensuite d'établir mon profil de micronutrition et un protocole incluant sans surprise les produits Nutergia pour l'améliorer. Maintenant que je connais le principe, à moi d'en parler à mes patients. Voire de revendre des compléments alimentaires, mon statut de thérapeute m'offrant 30 % de réduction ! Je suis encore plus chouchoutée par Aromalogie, petite marque développée par une filiale du groupe Vinpai, au chiffre d'affaires de près de 8 millions d'euros en 2023.

Téléphone en main, la fausse naturopathe que je suis les interroge sur leurs « favoris à recommander ». Après m'avoir chaleureusement remerciée et fait l'inventaire de leurs best-sellers, une employée me propose de me faire parvenir des produits. Une semaine plus tard, je reçois un inhalateur à utiliser avant de dormir, quatre flacons de compléments alimentaires pour la respiration, le stress ou encore le confort digestif, et un petit spray odorisant. Me voilà satisfaite. Le rendez-vous est rapidement pris avec le directeur scientifique. Au bout du fil, l'intéressé se présente comme biochimiste. « Je travaille sur les processus scientifiques d'action des huiles essentielles sur nos cellules », se targue-t-il. Vérification faite, il est détenteur d'un master en chimie… option cosmétique. Qu'importe, il m'explique alors que le mieux, c'est de « combiner les approches, avec les huiles, les compléments… ». Un client est prédiabétique ? Une des gammes de gélules permet de réduire l'insuline. Endométriose ? « Les compléments alimentaires augmentent les défenses immunitaires. Alors, oui, cela n'a pas été testé en double aveugle, mais on voit bien que ça travaille sur les causes de l'endométriose, les femmes ont moins de symptômes avec les compléments. » Pas testé, déjà approuvé. Je lui fais tout de même remarquer qu'il est écrit sur l'un de leurs produits qu'il est « susceptible de provoquer le cancer ». « Une mention obligatoire à cause de la Commission européenne », balaye mon expert, qui m'envoie le lendemain un mail détaillé sur les « protocoles qu'on peut proposer » aux clients. Garanti 100 % aromatologie. Charge à moi désormais de trouver des adeptes. La suite est un cercle vertueux, ou plutôt un business pyramidal dans lequel s'entremêlent pratiques frauduleuses et allégations de santé trompeuses. Lorsqu'une commande est passée en ligne et que le client y mentionne mon nom, un montant équivalent à 10 % des achats s'ajoute à ma cagnotte. Le petit pactole me permet ensuite de me fournir en produits au tarif grossiste, plus alléchant. Plus je conseille les produits, plus je peux en acheter, en vendre, en racheter, en revendre… Je n'étais même pas naturopathe, me voilà commerciale.

* * *

Les « médecines douces » sont un commerce et rien d'autre. Après avoir fouillé les sites de thérapeutes, balayé leurs réseaux sociaux, appelé des

« coachs », été bombardée de mails de relances pour des « formations », des « accompagnements » ou des « thérapies personnalisées », il me reste peu de doutes. Dès la première consultation – quand bien même elle est offerte –, il est question du tarif des rendez-vous suivants. Souvent il est indiqué que, comme pour un accompagnement psychologique, le prix fait « partie de la thérapie » et que le montant se justifie par une qualité que le système de santé n'offre pas. « Les clients ont le sentiment de payer pour avoir le bénéfice d'un rendez-vous plus rapide, d'une consultation plus longue, un praticien plus à l'écoute... », éclaire Pascale Duval, porte-parole de l'Unadfi. Pour une entrevue de quarante-cinq minutes à une heure, comptez 70, 80 ou 90 euros. « Ce qui est surprenant dans les dérives sectaires liées à la santé, c'est que les personnes dépensent volontiers de l'argent. Dans le domaine de la santé et du bien-être, le lien se fait tout de suite avec une transaction financière, c'est accepté », constate-t-elle.

Et une fois que la machine est lancée, les dépenses peuvent grimper. Nombre de thérapeutes culpabilisent leurs clients, assurant que la maladie n'est que le symptôme d'une mauvaise hygiène de vie, voire de mauvais choix. Alors quand ils demandent plus d'argent, peu de clients protestent, partant du principe qu'en échange ils « recevront plus » de leur thérapeute. « Certains se refilent aussi les clients, en disant que si une pratique ne fonctionne pas, une autre pourrait marcher », explique Clément, du collectif L'Extracteur. D'après Pascale Duval, certains proches de victimes de dérives sectaires en santé rapportent à l'Unadfi que le budget de leur foyer souffre des tarifs des consultations. « J'en suis convaincue : c'est un commerce qui se fait passer pour une annexe de la médecine », fustige-t-elle encore.

Huiles essentielles, ustensiles de cuisine ou de bien-être… Toute une panoplie de matériel accompagne désormais ces pratiques, parfois à des prix exorbitants. Les 9 et 10 novembre 2024, le Syndicat des professionnels de la naturopathie (SPN) organisait son congrès dans un espace événementiel de Villejuif, en banlieue parisienne. Des conférences, des ateliers, et surtout une vingtaine de stands de différents professionnels et partenaires. Parmi eux, celui du « Bol d'air Jacquier ». Une sorte de bouilloire à inhalation d'huiles essentielles. D'après le créateur du prototype, les molécules issues de la résine de pin permettraient de porter l'oxygène jusqu'à nos cellules, restaurant cette capacité diminuée par la pollution. Le dispositif vendu est censé « optimiser l'oxygénation de l'organisme », augmenter et entretenir « notre faculté d'assimilation de l'oxygène normalement respiré » en améliorant toute une ribambelle de fonctions. Pour 200 euros – une chance, le lot est en réduction, normalement, c'est 250 euros ! –, vous pouvez louer le « Bol d'air » pendant un mois, avec un demi-litre d'huile essentielle de résine de pin. Si l'essai vous convainc, la machine coûte 1 750 euros. En 2020 et 2021, toujours d'après le site *Pappers*, le chiffre d'affaires de la société Holiste – qui commercialise les bols et propose des ateliers de respiration ou des compléments alimentaires – tournait autour de 4 millions d'euros. Même ambiance au congrès de naturopathie, qui avait lieu un peu plus tôt en juin 2024, à Mont-sous-Vaudrey dans le Jura. Sur place, je suis notamment tombée sur un homme qui vendait du matériel pour « purifier l'eau ». Une sorte de machine à café, sans café… à 1 150 euros. Là aussi apportant énergie, sérénité, etc. À côté, les petits flacons de gouttes pour obtenir une « eau structurée et biocompatible » paraissent peu onéreux. Certains ont su être inventifs pour faire grimper leurs bénéfices.

CAP SUR L'ÉDITION

Pour diffuser plus largement leurs recettes miracles, les pros des « médecines douces » bénéficient d'un soutien important : l'édition. En attestent les étalages présents lors des deux congrès, dans le Jura et à Villejuif. Chaque fois, des ouvrages de thérapeutes sont mis en avant. Parmi les maisons d'édition phares des pseudosciences et pseudo-médecines on trouve le groupe Guy Trédaniel, spécialisé dans les domaines du bien-être, des médecines naturelles, de la science, de la spiritualité, de l'ésotérisme et du développement personnel. Son best-seller est probablement *Dieu, la science, les preuves*, dans lequel Michel-Yves Bolloré (le frère de Vincent) et Olivier Bonnassies prétendent apporter les arguments incontestables de l'existence divine. L'ouvrage s'est écoulé à plus de deux cent mille exemplaires. Parmi les auteurs les plus remarqués, on trouve Luc Bodin. Un ancien médecin désormais reconverti dans les « soins énergétiques » et épinglé par la Miviludes après plusieurs saisines contre lui. « Monsieur Bodin a mis en œuvre un dispositif commercial de vente de formations » argue l'organisme anti-secte, plaçant ses activités parmi celles qui présentent « des risques de dérives thérapeutiques à connotation sectaire auxquels peuvent être exposées, entre autres, des personnes âgées ». Réunies, les maisons d'édition du groupe rapportent plusieurs millions par an. Autre maison d'édition spécialisée dans les « médecines alternatives » : Testez Éditions, qui commercialise *Vaccins. Un génocide planétaire ?*, de Christian Tal Schaller, un ancien médecin qui propage désormais des idées complotistes. Quant à Nelly Grosjean, elle a publié sa bible, *La Vie en abondance*, chez Biovie, maison d'édition fondée par un certain Éric Viard, dont le site propose aussi des aliments bio, un extracteur de jus (249 euros), un déshydrateur pliant (499 euros), de l'huile de ricin (5 litres pour 67 euros) et une formation complète de naturopathie (5 970 euros).

En librairie, les ouvrages d'ésotérisme et de bien-être prolifèrent et le phénomène dépasse largement le groupe Trédaniel ainsi que les autres maisons spécialistes des thérapies alternatives… car la thématique rapporte gros ! En 2022-2023, le secteur des livres santé et bien-être, qui a largement explosé pendant la pandémie, est ainsi « toujours porté par une abondante production qui se situe parfois aux frontières de la psychologie grand public ou de l'ésotérisme », note le Syndicat national de l'édition (SNE). Alors les maisons généralistes en profitent également. Publié par les éditions Robert Laffont, un ouvrage s'est même écoulé à plus d'un million d'exemplaires dans le monde : *Faites votre glucose révolution*, de Jessie Inchauspé. Surnommée « Glucose Goddess », elle nous livre sa méthode pour retrouver notre énergie en suivant mieux notre glycémie. Dans la catégorie « bien-être », la star reste Natacha Calestrémé, auteure de *La clé de votre énergie*, paru chez Albin Michel. En 2022, cette ex-journaliste avait notamment sous-entendu sur le plateau de l'émission *Ça commence aujourd'hui* que l'endométriose serait provoquée par la fausse couche d'une de nos grands-mères, ou arrière-grands-mères. Citons encore *L'inquiétante histoire des vaccins*, de Marc Menant chez Plon, ou *Épidémies : Vrais dangers et fausses alertes*, de Didier Raoult, publié par Michel Lafon. En rayon, ces ouvrages côtoient régulièrement des exemplaires scientifiques et rigoureux, sans que rien ne permette d'alerter le lecteur.

LA CRÉATION DE MARCHÉS

Ce business, comme tous les autres, crée de nouveaux emplois. À force de faire éclore des formations, le marché se retrouve saturé, au point que certains naturopathes manquent de clients et doivent trouver un autre gagne-pain, se reconvertissant en coach. Une naturopathe propose ainsi une formation en ligne, dans laquelle elle livre les « actions à réaliser tant que tu n'as pas généré au moins 5 000 euros de ventes avec ton activité ». Depuis que j'ai regardé sa master class pour apprendre à engranger un maximum de revenus, sans m'inscrire à sa formation en quatre-vingt-dix jours, elle m'envoie des dizaines de mails, ainsi que des messages sur WhatsApp, pour m'inciter à sortir ma carte bleue. Pour 69 euros, elle donne accès à cinq heures de vidéos et envoie plusieurs polycopiés. Sur YouTube, on peut aussi suivre Renaud Richet, qui se présente à ses quinze mille cinq cents abonnés comme « naturopathe, coach, formateur et concepteur de produits de santé naturels » et dit vouloir aider « les diplômés et étudiants à gagner leur vie et exercer leur discipline ». « Pour réussir à en vivre, il faut déployer une stratégie millimétrée pour trouver, satisfaire et fidéliser des clients », explique-t-il sous une vidéo dans laquelle il livre « trois façons de trouver des clients » en tant que naturopathe.

Deux frères, Quentin et Édouard Merle du Bourg, pas encore trentenaires quand ils se sont lancés en 2020, sont allés plus loin encore. « Il y a quatre ans on a aidé notre mère, psychologue, à développer son activité. On a multiplié par cinq son nombre de patients », expliquent-ils sur leur site, sur lequel les deux fondateurs se targuent d'avoir été interrogés par BFM Business et *Marie Claire*. C'est parti pour l'« accélérateur de cabinet » : « une méthode à destination des hypnothérapeutes, sophrologues, énergéticiens… qui souhaitent augmenter leur chiffre d'affaires » et donc multiplier leur nombre de clients. « J'explique en trente minutes comment on a fait un million d'euros dès la première année », raconte l'une des pages du site. Les clés de la réussite ? Se spécialiser dans une niche, se démarquer des autres coachs et thérapeutes et utiliser les réseaux sociaux. Peggy, hypnothérapeute, témoigne en ligne être passée grâce à la formule des frères, de « 0 à 6 000 euros par mois en six mois ». Frédéric, sophrologue, aurait réalisé « 50 000 euros de chiffre d'affaires en moins d'un an ». Sauf que pour en arriver là, il faut bien entendu payer. Le prix de la formule magique ? Impossible à trouver sur le site. Pour le connaître, il faut passer l'épreuve du feu : un entretien avec un coach de l'équipe.

Je décide de prendre rendez-vous avec l'un d'eux, à distance. Le coach m'accorde quarante-cinq minutes. Cette fois-ci, je suis une jeune naturopathe-iridologue parisienne qui en a franchement marre, après trois années de formation à distance, de devoir encore compter sur le porte-monnaie de ses parents. Ouf, au bout de quelques minutes, une fois ma présentation terminée, il m'explique que mon objectif sera de vingt-cinq clients par semaine. Soit 7 000 euros par mois. Sans lui, prétend-il, il serait compliqué d'atteindre un si bon résultat. « Aujourd'hui, il y a vraiment 90 % des thérapeutes, au bout de trois ans, qui mettent la clé sous la porte parce qu'ils ne se font pas accompagner, ils ne font pas ce qu'il faut », m'assure-t-il. Alors qu'avec l'accélérateur, j'aurais droit de lui poser les questions que je veux à n'importe quel moment, de participer à ses ateliers sur l'utilisation de Facebook et de la publicité, ou de découvrir les meilleures manières de devenir omniprésente pour mes clients… Et tout cela, uniquement en ligne. Après une demi-heure, je finis par poser la question fatidique : « Pour en parler avec mes parents, il faut bien qu'ils connaissent le prix… » « L'accompagnement est à 5 800 euros », souffle alors le coach. Et si on trouve d'autres accompagnateurs moins onéreux ? « Nous, on a cette garantie 100 % de réussite et on sait exactement ce qu'on fait », me rassure mon interlocuteur. Et pour ceux qui trouvent ça trop cher, il rappelle que le site nous avait prévenus : « C'est un investissement (pas un coût) pour mieux faire marcher votre activité. L'élément important est donc la rentabilité. Pour revenir au prix, ce n'est pas « pas cher », mais par rapport à ce que vous gagnerez, c'est loin d'être « cher » ! » Si j'arrive à un salaire de 7 000 euros par mois, forcément, la pilule est moins difficile à avaler.

Les deux frères sont loin d'être les seuls à profiter de la tendance. Médoucine, une plateforme de prise de rendez-vous pour des pratiques non conventionnelles créée en 2016, surnommée le « Doctolib des médecines douces », propose aussi des formations pour augmenter sa clientèle. Pour une enquête publiée par *Marianne* en 2021[1], j'avais assisté à un de leur séminaire. « Nous, on aime beaucoup passer à l'action chez Médoucine », expliquait la spécialiste en communication digitale qui animait la séance d'une heure pour « développer son cabinet de thérapeute efficacement », devant plus de trois cents personnes. Car le site propose des formations entre 1 200 et

1. Margot Brunet et Émilien Hertement, « Médoucine : chez le Doctolib des médecines douces, l'argent passe avant la santé » [en ligne], *Marianne*, 19 novembre 2021.

1 490 euros pour se « professionnaliser » grâce aux thérapeutes inscrits. En septembre 2022, ce site a fait l'objet d'une injonction de la répression des fraudes pour pratiques commerciales trompeuses[2] : en dépit de toute formation certifiée, certains praticiens étaient pourtant présentés comme légitimes. L'alerte portait sur deux points. D'abord, la diffusion « des allégations sur son site, laissant croire aux utilisateurs de la plateforme en ligne que l'exercice de l'acupuncture peut être réalisé par des professionnels » autres que ceux qui y sont autorisés par le Code de la santé publique. Ensuite, l'inscription sur le réseau Médoucine de « professionnels ne disposant pas des qualifications requises » en les présentant pourtant comme « praticiens de confiance ».

Mais Médoucine a désormais un concurrent : Holitime, plateforme lancée en 2023 et promue par Thierry Casasnovas. On peut y prendre rendez-vous avec des magnétiseurs, des praticiens EMDR… et peut-être avec vous-même ! Il m'a en effet suffi de quelques clics pour me créer un compte de praticienne. Pas de vérification d'exercice demandée, et mis à part la nécessité de sortir ma carte bleue, rien ne m'aurait empêchée de rejoindre le club. Comme l'a fait, par exemple, Virginie M., magnétiseuse à Paris, qui raconte pratiquer depuis l'enfance : « Vers mes 3 ou 4 ans, je prenais déjà les douleurs des gens, elles me quittaient rapidement ensuite. » Vous connaissez

---

2. Margot Brunet, « Médoucine, le Doctolib des "médecines" douces, visé pour pratiques commerciales trompeuses » [en ligne], *Marianne*, 7 septembre 2022.

quelqu'un qui a le même don ? Tant mieux : si une personne s'abonne à Holitime grâce à votre parrainage, vous gagnez 10 % de remise sur votre inscription ! Mais surtout, vous pouvez bénéficier d'un accompagnement juridique avec... Maître Fabrice Di Vizio, avocat de Didier Raoult, fervent opposant au passe sanitaire et à la vaccination. Son rôle : apporter « une connaissance approfondie des règles et des pratiques » puisqu'en France, « il devient de plus en plus complexe d'exercer les métiers du bien-être naturel et holistique ». Autrement dit : comment éviter l'exercice illégal de la médecine. Pour empocher le pactole, il ne faut pas tomber dans les griffes de la justice.

LA RÉPRESSION DES FRAUDES À LA PEINE

Un écosystème financier s'est monté de toutes pièces. Tout un marché qui s'articule autour d'un élément clé : les consultations. Pour attirer des clients, il faut faire des formations, gages de « sérieux », avec tous les métiers que cela implique – formateur, responsable du recrutement, etc. Le cercle vicieux s'installe. Certains programmes « imposent aux stagiaires d'enchaîner de nombreuses autres formations payantes, pour progresser de niveau en niveau. Il arrive même que, pour financer ces stages, les professionnels proposent à leur tour de former de nouveaux élèves, ce qui peut s'apparenter à un système de vente pyramidale interdite », note la direction générale de la Concurrence, de la Consommation et de la Répression des fraudes (DGCCRF)[3].

Sans surprise, les fraudes sont légion. Depuis 2018, le ministère de l'Économie se penche régulièrement sur les pratiques non conventionnelles en santé avec la DGCCRF. La dernière enquête, menée en 2020-2021 et publiée l'année suivante[4], montrait que « près de 40 % des Français » avaient alors « recours à des "traitements" alternatifs ». Au total, sur la cinquantaine de pratiques analysées – la naturopathie, la réflexologie, le reiki… – 66 % comportaient des anomalies : pratiques commerciales trompeuses, défauts d'information précontractuelle, parfois exercice illégal de la médecine… Et depuis, la dynamique ne s'est guère améliorée. D'après le ministère de l'Économie, entre le 1er janvier et la fin septembre 2023, près de deux cents signalements concernant ces pratiques ont été adressés à la DGCCRF via SignalConso, une plateforme qui permet aux consommateurs de signaler des fraudes potentielles.

De nombreux laboratoires de compléments alimentaires sont aussi visés par la répression des fraudes. Le 24 janvier 2024, Copmed, diffuseur de compléments alimentaires, était épinglé pour des

3. DGCCRF, « "Médecines" non conventionnelles : soyez attentif aux informations fournies trompeuses » [en ligne], 10 mai 2023 (article mis à jour le 2 avril 2025). Disponible sur le site du ministère : economie.gouv.fr/dgccrf.

4. *Id.*, « Attention aux risques des pratiques de soins "non conventionnelles" » [en ligne], 14 mars 2022. Disponible sur le site du ministère : economie.gouv.fr/dgccrf.

allégations trompeuses sur deux sites Internet[5]. Sur l'un, on pouvait lire qu'un complément contribuerait « à améliorer l'activité cérébrale ». Sur l'autre, que certaines gélules « soulageraient les douleurs menstruelles ». L'été précédent, deux entreprises suisses, Cell'innov et Olliscience, étaient pointées par la répression des fraudes. Face à ce business tentaculaire, le gendarme du commerce ne peut qu'avoir un temps de retard, laissant là encore le champ libre à ces thérapeutes pour faire proliférer le marché.

L'EXPLOSION DU MARCHÉ DU COMPLÉMENT ALIMENTAIRE

Les petites pilules ont un grand argument : il en existe contre à peu près tout. Troubles digestifs, maladies de peau, anxiété et même dépression ! Ainsi, sur les réseaux sociaux – là encore, Instagram en tête – nombre d'« influenceurs santé », bien souvent des naturopathes, proposent des réductions pour les produits de Copmed et d'autres sociétés. Une jeune femme suivie par plus de cinquante mille internautes vante par exemple une boîte de comprimés, assurant qu'ils « diminuent les douleurs du syndrome prémenstruel » – ce que la composition du produit ne permet pas d'affirmer. Puisqu'il ne s'agit pas de traitements, les compléments alimentaires ne nécessitent pas d'autorisation de mise sur le marché. Des listes françaises

5. Margot Brunet, « Compléments alimentaires : ces pilules qui ne soignent pas, rapportent gros… et trompent souvent » [en ligne], *Marianne*, 30 janvier 2024.

et européennes établissent simplement une liste des ingrédients autorisés et des doses de minéraux et vitamines à ne pas dépasser. Les allégations nutritionnelles et de santé sont également encadrées, mais pas toujours respectées. En 2020, le contrôle de quatre-vingt-quinze sites concernés par ce type de ventes a révélé un taux moyen de non-conformité de 76 %.

Oui, mais les compléments alimentaires rapportent très gros. Le chiffre d'affaires de Copmed en 2022 s'élevait à un peu plus de 21 millions d'euros, selon société.com. Pour un flacon qui « contribue à la production normale d'hormones thyroïdiennes et à une fonction thyroïdienne normale », c'est 30 euros ; pour « accompagner la préménopause », 49 euros ; pour contribuer à « une fonction cardiaque normale », 44 euros. Autre produit qu'on s'arrache désormais : les « *gummies* », des compléments proposés sous forme de petits bonbons gélifiés. Là aussi, pour s'attaquer à tous vos maux. Il est possible de les acheter dans certaines pharmacies, gonflant un peu plus les caisses des laboratoires. Dans une officine parisienne, on peut ainsi trouver une boîte de bonbons « au goût naturel d'orange » qui propose un « mélange de fleurs de Bach » pour retrouver son énergie. Près de Die, dans la Drôme, les rayons d'aromathérapie ont même colonisé les pharmacies. « Certains pseudo-thérapeutes travaillent avec des laboratoires et font des sortes d'ordonnances, qui n'en sont évidemment pas, pour acheter les produits d'un laboratoire en particulier », explique Clément, de L'Extracteur.

Derrière ce marché colossal, on trouve des lobbies dont l'objectif est d'imposer leurs produits comme incontournables dans le système de santé. Parmi eux, NèreS, une fédération regroupant les laboratoires pharmaceutiques producteurs de produits disponibles en pharmacie sans ordonnance, comme les compléments alimentaires. Particulièrement prolifique en matière de lobbying, NèreS a dépensé depuis 2020 plusieurs centaines de milliers d'euros pour lutter contre l'interdiction de la promotion des compléments alimentaires par les influenceurs sur les réseaux sociaux. Ou encore pour que le projet de loi de programmation agricole, donnant les grands axes de la production alimentaire en France pour les prochaines années, évoque la filière des compléments alimentaires[6]. Parmi la grosse vingtaine de clients de NèreS, on retrouve aussi tous les géants pharmaceutiques dont nombre de partisans des « médecines douces » dénoncent pourtant les méthodes : Sanofi, Bayer, Boiron... Ce dernier a d'ailleurs largement mis la main au porte-monnaie afin de militer pour la reconnaissance de la « médecine intégrative[7] ». Cette expression désigne l'utilisation à la fois de la médecine conventionnelle et des pratiques complémentaires, mais ne recouvre aucune réalité médicale, aucun diplôme, ni aucune reconnaissance d'efficacité. Parmi ses principaux apôtres, le cancérologue Alain Toledano, qui dirige l'Institut Rafaël de santé

6. Voir le site de la Haute Autorité pour la transparence de la vie publique (HATVP), hatvp.fr.
7. *Idem.*

intégrative. En 2021, il fondait la chaire partenariale de santé intégrative au Conservatoire national des arts et métiers (Cnam) – mais nous y reviendrons.

Qu'importe la solidité scientifique de la « médecine intégrative », Boiron s'est rapproché de membres du gouvernement et même de collaborateurs du président de la République pour « favoriser le développement de la médecine intégrative en France à travers les leviers de l'enseignement supérieur et de la recherche ». Qui dit « médecine intégrative » dit en effet « naturopathie », et donc « compléments alimentaires »… Jackpot pour Boiron ! Depuis sa création en 1921, cet industriel basé sur la médecine anthroposophique est devenu le plus connu sur le marché des « cosmétiques bio et naturels ».

Mais, même sans toute l'aide ce lobbying, la filière n'a pas d'inquiétude à avoir. D'après l'Insee, le commerce des compléments alimentaires est passé de 1,4 milliard d'euros de chiffre d'affaires en 2013 à 2,6 milliards en 2023. Les « médecines douces » ont probablement participé à cette hausse. Lors du congrès du syndicat de la naturopathie de Villejuif auquel j'ai assisté en novembre 2024, plus de dix laboratoires de compléments étaient présents et une table ronde leur était même dédiée, durant laquelle la présidente du syndicat, Alexandra Attalauziti, assumait sa proximité avec eux « Nous, évidemment, on a envie de mieux connaître vos produits », assurait-elle à ses interlocuteurs, regrettant que « certains laboratoires ne répondent pas à [ses] mails ». Et les commerciaux le lui rendaient bien : les membres invités ce jour-là ont assuré à l'assemblée que les compléments alimentaires sont « une brique de l'arsenal des naturopathes », ces derniers étant ceux « qui comprennent le mieux leur fonctionnement ».

Autrement dit : les labos ne peuvent rien sans les praticiens… qui ne peuvent pas non plus se passer d'eux. Ce secteur serait dominé par certains géants, d'après Xerfi, un cabinet d'études privé. La phytothérapie – traitement par les plantes – est presque monopolisée par Arkopharma, spécialiste des compléments alimentaires (180 millions d'euros de chiffre d'affaires en 2023 et toujours en augmentation), et d'autres laboratoires bien connus, comme Boiron ou Sanofi. En aromathérapie – traitement par les huiles aromatiques – Puressentiel écrase le marché : en 2019, la branche française a atteint 80 millions d'euros de chiffre d'affaires. On peut aussi citer Nutergia, avec ses 63 millions d'euros en 2022. Les bénéfices de ces laboratoires devraient continuer de croître grâce à « des clients fidèles recrutés pendant la pandémie, la multiplication des initiatives des circuits de distribution, le succès des *gummies* en phytothérapie, [et] les efforts d'innovation des fabricants », affirme Xerfi. Une explosion en partie liée au refus de plus en plus répandu de la prise de médicaments, à la mode depuis la crise sanitaire. Pour autant, les personnes qui se tournent vers ces produits dits « naturels » ignorent l'étendue du business sous-jacent. Ces chiffres montrent que la nébuleuse de la « santé naturelle » rapporte surtout aux laboratoires et à certaines figures dominantes du secteur. Les premières victimes financières sont sans nul doute les aspirants thérapeutes qui déboursent des milliers en formations, en coaching, en inscription à des plateformes de prise de rendez-vous… Voilà donc un milieu qui possède les mêmes travers que ceux qu'il dénonce dans la « médecine conventionnelle » : la proximité avec des laboratoires, la vision mercantile qui prend le pas sur la santé, etc.

C'est ce qui distingue certains naturopathes, rebouteux et autres guérisseurs, et cette nouvelle génération de thérapeutes : chez ces derniers, volontairement ou non, l'aspect financier est devenu central, tournant mercantiles de ces pratiques favorisées par l'utilisation des réseaux sociaux. Si bien que les défenseurs de la « santé naturelle » finissent par reproduire ce qu'ils dénoncent dans le système de santé traditionnel : des liens potentiels avec des laboratoires pharmaceutiques. « Les promoteurs des thérapies alternatives ont des conflits d'intérêts avec des labos de médecine douce, comme Boiron, Weleda… Casasnovas est un businessman », accuse Fantine, vulgarisatrice santé de la chaîne YouTube Fantine & Hippocrate, également médecin généraliste. À la racine de cette mutation : des formations plus axées sur les aspects commerciaux que sur la rigueur scientifique.

6.

Les formations, racines des dangers

Aurais-je ma chance en tant que naturopathe ? *A priori*, quelle que soit la durée de la formation – allant d'une poignée à plusieurs centaines d'heures –, aucun prérequis n'est exigé. Je décide donc de me mettre dans la peau d'une ancienne étudiante en lettres lassée par le manque de débouchés de la filière et désireuse « d'aider mon prochain ». J'allume mon ordinateur pour rechercher une « formation en naturopathie »... et je m'y perds. Des dizaines de résultats apparaissent. J'ai beau faire défiler les pages, les cursus se ressemblent tous. Alors, comment différencier ces formations ? En discutant avec les responsables, bien sûr ! Pour les trouver, rien de plus simple : connectez-vous sur le site d'un parcours et entrez vos coordonnées. Mon téléphone sonne rapidement et je me retrouve à échanger avec une femme, membre de l'un des organismes :

« Vous avez de petites bases, on va dire, mais vous êtes convaincue des bienfaits de la naturopathie...

— Oui ! J'ai l'impression que ça apporte beaucoup d'aide, plus qu'avec un médecin.

— Bien sûr. Alors heureusement, la naturopathie, c'est un peu, je dirais… le contraire d'un rendez-vous chez un médecin généraliste. Un naturopathe va essayer de comprendre les causes des symptômes. Est-ce lié à des émotions, à l'alimentation, à l'activité sportive… Vous, quel est votre objectif avec notre formation ?

— À long terme, j'aimerais bien m'installer en tant que naturopathe, mais je ne sais pas quel diplôme il faut, au bout de combien de temps on peut le faire…

— D'accord, d'accord. Notre formation à distance permet de travailler en même temps et donc de vous autofinancer très rapidement avec vos consultations. Mais ça, je vais vous l'expliquer.

[…]

— C'est vraiment un métier d'avenir, hein. D'ailleurs il n'y en a pas assez aujourd'hui, c'est pour ça qu'on a beaucoup de demandes. Il y a eu le Covid, le fait qu'on n'arrive plus à trouver un médecin, que les laboratoires ont communiqué sur les effets indésirables des médicaments, ne serait-ce que sur le Doliprane… Parce que tout médicament a des effets indésirables, alors les gens consultent des naturopathes pour avoir une alternative naturelle et autonome.

[…]

— Aujourd'hui, le métier de naturopathe n'est pas réglementé, donc beaucoup peuvent faire des consultations sans aucun certificat. C'est dangereux. Avec notre formation, vous aurez un certificat professionnel de praticien naturopathe. Quand vous l'affichez au sein de votre cabinet, ça donne tout de suite une certaine crédibilité.

— Ok... Parce que votre formation est reconnue ?

— Alors, nous sommes un centre de formation déclaré auprès de l'Éducation nationale, même s'il n'y a pas de diplôme d'État pour la naturopathie. Mais vous n'aurez pas de mal à trouver un emploi, en cabinet privé, dans les centres de thalassothérapie, dans les magasins bio, dans les parapharmacies...

— D'accord. Et sinon, au bout de combien de temps après le début de la formation peut-on espérer ouvrir un cabinet ?

— Ça dépend de votre objectif. C'est vous qui faites le délai de formation. Vous avez cinq cents heures à faire pour avoir votre certificat professionnel, à votre rythme.

[...]

— Très rapidement, je vous présente l'école. Nous allons vous apprendre à prendre soin de vous avant de prendre soin des autres. En fait, vous êtes votre propre cobaye. Pourquoi ? Pour savoir le reproduire évidemment très vite sur les autres. En premier lieu, vous allez apprendre à faire votre propre bilan de vitalité. Est-ce que vous savez ce que c'est ?

— Euh, non ?

— C'est ce que fait un naturopathe à la première consultation. C'est vraiment un état des lieux de votre corps et de vos émotions. Ensuite, vous apprenez à mettre en place votre premier protocole personnalisé.

[...]

— Vous pouvez commencer à exercer rapidement. Ce qui va vous permettre de dégager un complément de revenu et, rapidement, d'autofinancer la formation. C'est environ 70 euros la consultation. En en faisant cinq dans le mois, ça vous génère déjà un beau complément de revenu.

— J'ai le droit de commencer à faire des consultations avant la fin de la formation ?

— Il y a plein de naturopathes qui ont un cabinet privé sans certificat professionnel. Le métier n'est pas réglementé, donc vous n'êtes pas dans l'illégalité.

[...]

— Vous pouvez vous spécialiser dans certaines pathologies. Des problèmes d'estomac, de palpitations, tout ça est dû à des émotions que les consultants n'arrivent pas à gérer. Ça peut être aussi des allergies ou un mal-être. Ça peut être plein de choses, c'est pour ça qu'il faut vraiment aller creuser avec les bilans de vitalité, pour aller chercher les causes.

— C'est vrai que je m'intéresse beaucoup au diabète, par exemple.

— Regardez, ce matin, j'ai eu une élève qui était intéressée par la formation parce qu'elle a réglé son diabète avec cette alternative naturelle. Elle a changé toute son alimentation. Elle avait aussi différentes huiles essentielles mélangées à des plantes.

[...]

— Les frais de scolarité ne sont que de 159 euros par mois sur vingt-cinq mois. C'est sûr que c'est un budget. Par contre, c'est un budget pour vraiment s'épanouir, changer de vie.

[...]

— Pour moi, c'est parfait. Pour être vraiment transparente avec vous, effectivement, je pense qu'on recherche des profils comme vous. Dans tous les cas, moi, je crois en vous et dans votre projet. Je pense que vous avez effectivement les valeurs humaines, vous m'avez convaincue. C'est avec plaisir que j'accepte votre candidature ! »

* * *

La conversation a duré quarante-cinq minutes. En raccrochant, je suis admise dans cette formation de naturopathe, entièrement dispensée à distance. Seule condition à mon inscription : le versement d'une première mensualité et l'engagement à s'acquitter de tous les suivants, pour un total de près de 4 000 euros. Pratique, puisque le paiement s'étale sur vingt-cinq mois, je pourrai profiter des revenus engrangés rapidement grâce aux rendez-vous avec mes « consultants » ! Un cercle vertueux : une formation qui me montre comment gagner de l'argent pour la financer en temps réel. C'est le miracle des « médecines douces » : comme non reconnues par l'État, on peut débuter les consultations quand on veut. Au bout du fil, l'argument paraît imparable à cette chargée de recrutement… ou plutôt « responsable du développement commercial » de l'entreprise de formation à distance, si l'on en croit son CV disponible en ligne. Un cas loin d'être unique. Lors des cinq entretiens de préadmission auxquels j'ai participé pour intégrer une école de naturopathie pour la rentrée 2024-2025, les questions autour du prix des consultations, de mon activité commerciale et du tarif de la formation se sont rapidement posées.

Si la place du marketing dans les pratiques non conventionnelles en santé n'a cessé de s'accroître ces dernières années, c'est encore plus vrai au sein des organismes d'apprentissage. Le nombre de formations de ce type a explosé, notamment grâce à la popularisation de l'enseignement à distance mis en place depuis la crise sanitaire. Résultat, les effectifs des naturopathes et autres praticiens en « médecines douces » se sont envolés. Faites le test, cherchez sur Internet un praticien en « médecines douces » près de chez vous, il y a peu de chance, où que vous viviez, qu'aucun ne soit disponible. Le marché étant de plus en plus saturé, les praticiens doivent mettre en place des stratégies marketing offensives pour attirer plus de clients que leurs concurrents. Et cela s'apprend le plus tôt possible.

Chez ADNR Formations, organisme spécialisé dans les métiers du bien-être qui revendique treize centres un peu partout en France, on peut suivre un programme pour devenir conseiller en marketing, moyennant 600 euros. Le cursus en naturopathie, quant à lui, coûte 9 870 euros. Trop cher ? Comme pour la formation pour laquelle j'ai passé l'entretien décrit plus haut, ADNR propose d'étaler l'apprentissage sur quatre ans afin de réduire les mensualités. Beaucoup d'écoles possèdent cette formule en développant la même stratégie : permettre aux étudiants d'ouvrir rapidement leur cabinet et de financer l'apprentissage grâce à leurs revenus. Car les prix grimpent vite. À l'Institut supérieur de naturopathie (Isupnat), il faut prévoir pas moins de 12 995 euros pour une formation allant de quinze à quarante-huit mois. À l'École de naturopathie appliquée et de médecines non conventionnelles (ENA & MNC), l'année d'études qui se déroule au château Grévy à Mont-sous-Vaudrey, dans le Jura, et qui accueille chaque année le congrès de naturopathie au mois de juin, revient à 9 900 euros. Pour une formation en ligne et à distance, le tarif « tombe » à 7 200 euros. Quant au Cenatho, la formation hybride en présentiel-distanciel avoisine les 15 000 euros ! Un point positif : quel que soit le prix de la formation, on apprend toujours comment appâter les clients. Une formation à 127 euros inclut ainsi un module pour apprendre à « trouver des patients » grâce à la prospection, la publicité, etc. Concurrence oblige !

Pour se différencier des autres, l'important pour un naturopathe est de cibler un public ou un trouble, avec des pratiques différentes. Par exemple, tout miser sur la santé des femmes, en leur proposant à la fois de la naturopathie et de la phytothérapie. Pour disposer d'un CV à rallonge rapidement, rien de bien compliqué : ajouter une ligne de « thérapeute énergétique » à vos compétences peut coûter uniquement 195 euros – sophrologue aussi, si c'est davantage à votre goût. Certains organismes proposent aussi des modules – allant d'une dizaine d'heures à un week-end – en « naturopathie féminine », en aromathérapie… À afficher directement dans votre cabinet, pour rassurer vos futurs clients ! « On nous expliquait que pour gagner sa vie, il fallait se diversifier », se souvient Sohan Tricoire, ancienne naturopathe. En 2016, après avoir entendu parler d'Irène Grosjean, elle entame une formation affiliée à la Fédération française de naturopathie, Euronature, dont le cursus est commercialisé autour de 10 000 euros. « J'étais déjà végétalienne, alors son discours très enthousiaste sur le sujet m'a rapidement convaincue », raconte-t-elle. Pourquoi ne pas se lancer ? Plus de patron et un métier qui devrait lui correspondre, puisqu'elle a toujours été « très à l'écoute ». Huit ans plus tard, elle dénonce la désinformation inhérente à cette pratique et à ses formations.

LES ERRANCES SCIENTIFIQUES

Plongeons-nous dans le cours « Hygiène vitale » d'un apprentissage en présentiel à 12 000 euros (rassurez-vous, je ne les ai pas déboursés pour y accéder). Près de cent cinquante pages qui brassent un nombre impressionnant de pathologies et de « mécanismes » : les différents « tempéraments », les organes émonctoires qui éliminent les déchets… Tout au long des chapitres, deux courants majeurs s'opposent. D'un côté il y a « l'allopathie », qui désignerait la « médecine officielle et majoritaire dans la société occidentale », avec laquelle le malade « subit » et est « soumis à l'autorité du thérapeute ». Pourquoi le préfixe *allo* ? Parce qu'il signifie « autre », « de nature extérieure ».

L'allopathie, ce serait donc la thérapie par l'autre. Par opposition à « la naturopathie et l'hygiène vitale », soit le soin par la nature et l'hygiène. Ces pratiques qui responsabiliseraient le malade et lui apporteraient la guérison par voie naturelle. En réalité, le terme « allopathie » a été créé en opposition à celui d'« homéopathie ». Ce dernier vient du grec *homoios*, « semblable », et *pathos*, « maladie » : l'homéopathie consisterait donc à soigner par ce qui est semblable à la maladie, à l'inverse de l'allopathie qui utilise des médicaments – vous savez, ces affreuses pilules. « Les gens croient "qu'allopathie" veut dire "médecine chimique méchante", alors que ça n'existe pas. Ce serait comme parler de globiste pour les géographes », s'amuse Thomas Durand, vulgarisateur scientifique et auteur de l'article « L'allopathie n'existe pas » sur le blog *La menace théoriste.*

Dès la première page du document, les étudiants apprennent que les avancées scientifiques, médicales et technologiques du XXe siècle « ont contribué à déshumaniser la médecine » (les vaccins, les radios, etc.). Est affirmé ensuite que « la médecine moderne a également encouragé, jusqu'à un excès devenu insupportable, la consommation de médicaments qui se révèlent, pour beaucoup d'entre eux, toxiques ». Définition et étymologie des médicaments dans le polycopié : *pharmakon* voudrait aussi dire « poison » et *pharmacus*, aussi en latin, « empoisonneur et magicien ». Pour ceux qui commencent à douter, le terme « médicament » vient du latin *medicare*, qui signifie « donner des remèdes », dérivé du grec ancien « soin » ; « pharmacie » est bien issu de *pharmakon*, qui désigne à la fois le remède et le poison, et dont le second sens a largement été perdu. D'ailleurs, le mot « drogue » signifiait « remède préparé de façon artisanale », avant de prendre son sens actuel de « stupéfiant ». Eh oui, l'étymologie est éclairante, mais encore faut-il savoir l'étudier.

Les vaccins en prennent aussi pour leur grade. Dans ce cours on souligne « les erreurs » de Pasteur, qui aurait promu « la pratique massive – et lucrative – des vaccinations ». La principale étant celle-ci : il n'aurait pas compris que « le microbe n'est rien, c'est le terrain qui est tout ». En faisant davantage attention à notre hygiène de vie, nous ne risquerions plus les infections et les vaccins perdraient leur intérêt. Et comme si cela ne suffisait pas, on trouve en annexe une référence à l'ouvrage *L'Intoxication vaccinale* (Seuil, 1977), de Fernand Delarue, essayiste connu pour son opposition à l'immunisation. En revanche, il n'y a aucune étude scientifique sérieuse citée dans le document, si bien que les « traitements » enseignés semblent problématiques.

DES MÉTHODES DOUTEUSES

Cures, lavements, argiles, bains de soleil… toutes les pratiques naturelles sont présentées dans ce programme. Diètes et jeûnes semblent être les plus efficaces : réduire – voire supprimer – l'apport de nourriture accélérerait l'élimination des toxines par le corps et donc « l'autoguérison ». Un concept dont les effets n'ont jamais été confirmés, à l'inverse des risques d'une privation prolongée d'alimentation. On trouve tout de même « quelques précisions » à ce sujet : les premiers jours, on risquerait « une crise curative » qui passerait grâce à… des tisanes et une prise en compte « de la force vitale du sujet ». Quelques signaux d'alarme sont à connaître : insomnies persistantes au-delà de deux nuits, migraine tenace et vertiges, sensation de mort imminente, crises de tétanie répétitives, tachycardie tenace… Pour chaque symptôme, il ne faudrait pas s'inquiéter tout de suite, seulement s'il se prolonge. Autrement dit : « Ne vous inquiétez pas lors de la première crise de tétanie, persévérez ! » Sauf pour ceux qui ont des contre-indications : force vitale trop basse, médication chimique trop lourde, diabète insulinodépendant, grossesse, peur du jeûne et anorexie mentale. Des contre-indications particulièrement floues, comme pour assurer que tout le monde peut jeûner. À l'inverse, la liste des indications est particulièrement fournie : désordres digestifs, cellulite et problèmes de vue, problèmes infectieux, respiratoires, de peau ou cardiovasculaires, arthrose, douleurs, mais aussi « kystes, fibromes, tumeurs ». Dans ces trois derniers cas, il faut prévoir des « jeûnes longs, à partir de deux semaines, entrecoupés de cures de revitalisation ».

Cette formation nous apprend que le jeûne doit s'accompagner de « douches rectales », pendant laquelle il est conseillé de s'injecter 0,5 litre d'eau, une ou deux fois par jour « si souhaité ». Puisque « naturopathie » rime avec « alimentation », la voie rectale a une place importante dans sa pratique : plus rapide pour accéder au système digestif. « L'hydrothérapie du côlon », qui consiste à faire passer jusqu'à 60 litres d'eau dans son côlon à l'aide d'un appareil, fait partie de l'arsenal thérapeutique transmis aux étudiants. Une autre voie surprenante est celle de l'appareil génital, siège des « bains dérivatifs » dans leur version moderne. Il s'agit de « frictionner les aines à l'eau froide », ou encore de « maintenir au frais le périnée par une application froide prolongée ». C'est la fameuse « méthode » décrite par la naturopathe Irène Grosjean dans une vidéo publiée en 2018 et exhumée par le collectif L'Extracteur en août 2022. Pour traiter la fièvre par exemple, son protocole, déroulé face caméra, consiste à installer l'enfant dans une cuvette remplie de glaçons et à frictionner ses parties génitales. Nombre d'internautes s'étaient alors alarmés d'une potentielle promotion « d'agressions sexuelles sur mineurs ». Dans un droit de réponse transmis à certains médias, Irène Grosjean rétorquait que « c'est la fraîcheur des plis de l'aine, du sexe et du périnée qui permet la motilité de l'intestin et la vibration du fascia, l'évacuation des déchets et la baisse de la température ».

Si cette polémique a débouché sur le retrait de Doctolib de tous les non-professionnels de santé – une avancée conséquente, nous y reviendrons –, c'est davantage le nom d'Irène Grosjean, plutôt que la naturopathie en elle-même, qui a alors été accusé. Pourtant, ces « bains dérivatifs », qui consistent à toucher les parties génitales, font partie de l'arsenal de la naturopathie. Sur le site de l'Institut français de naturopathie (Ifnat) qui se présente comme « la formation d'excellence pour devenir naturopathe », ces derniers sont présentés comme permettant l'amélioration de la silhouette, la perte de poids, la redistribution de la graisse ou encore le « relais hormonal (surtout à la ménopause) ». Il est alors conseillé de se placer au-dessus d'une bassine remplie d'eau froide (non glacée) pour y tremper un linge doux (gant de toilette, lingette en coton…) avec lequel « on exercera une friction douce dans les deux plis inguinaux et sur le périnée […] d'un côté puis de l'autre », et ce pendant « minimum dix minutes, deux fois par jour », voire davantage en cas de fièvre. Et chez les enfants ? « La durée est à adapter en fonction de l'âge et de la morphologie : de quelques secondes pour un nouveau-né à cinq minutes pour un enfant de 7 ans environ. » Alors, si l'on accuse Irène Grosjean de promouvoir cette méthode, ne faut-il pas s'en prendre aux contenus des formations également ?

Heureusement, d'autres solutions existent pour les futurs thérapeutes moins à l'aise avec ce type de manipulations : le repos, l'harmonisation, la recharge grâce à « une alimentation vivante », la plus crue possible, ou encore le contact avec les quatre éléments – l'eau, l'air, la terre et la lumière. Ouf ! Ils peuvent aussi aller vers différentes pratiques, comme l'iridologie, pour apprendre à « appréhender la vitalité » et « établir un pronostic sur l'évolution des maladies de la personne »… simplement en scrutant ses yeux. Par exemple, une dilatation de la pupille suggérerait une altération psychique, voire une fatigue nerveuse ; au contraire, une contraction indiquerait une « affection du système spinal », peut-être une méningite, explique le polycopié, schémas à l'appui. En revanche, il n'est jamais mentionné qu'établir un diagnostic sans être médecin relève de l'exercice illégal de la médecine.

Pourquoi, malgré un contenu si farfelu, les élèves persévèrent-ils dans cette voie ? Premièrement, à cause du prix déboursé pour suivre ces apprentissages. « Il y avait des cours sur lesquels j'avais des réticences, mais j'y allais parce que ma famille m'avait financé cette formation », raconte Sohan Tricoire, aujourd'hui en reconversion professionnelle. Ensuite car les cours sont « un mélange de points intéressants et d'autres insensés », continue-t-elle. Oui, faire attention à son alimentation, réfléchir au rythme d'activité physique le plus adapté, sont de bonnes choses. Alors on aperçoit le bon côté de la pratique. Pour les formations en présentiel, la force du groupe joue aussi. « On vit des choses ensemble, on se voit toutes les semaines, on se convainc les uns les autres et on finit par trouver l'ensemble cohérent », explique l'ancienne étudiante. L'inertie du groupe, les expériences partagées des clients dont l'état s'est amélioré, les témoignages de proches guéris par un thérapeute, les partages de petites méthodes…

« Petit à petit, après avoir adhéré aux premières théories farfelues, on avale tout. Parce qu'on a envie qu'on nous confirme que bien manger et faire du sport permet d'aller mieux », dit Sohan Tricoire. Souvent, ceux qui se lancent en naturopathie veulent vraiment apporter du soutien, des conseils et du bien-être, même s'il faut pour cela débourser plus de 10 000 euros. « L'immense majorité des naturopathes pense être dans le vrai, je n'ai pas de doute à ce sujet », tranche l'ancienne praticienne. Et les formateurs ? « Ce sont ceux dont je doute de la bonne foi. Ils ont sûrement été convaincus du bien-fondé de la pratique, mais ils mènent un commerce indécent », termine-t-elle.

PAS UN POUR RATTRAPER L'AUTRE

Aujourd'hui, l'apprentissage donné dans ce centre de formation coûte 12 000 euros, pour des cours sans source fiable et truffés de fausses informations. Reste à savoir ce qui justifie ce prix, surtout quand on le compare à une autre formation en ligne, bien moins onéreuse, de 590 euros, pouvant même descendre à 69 euros grâce à diverses promotions. Au programme, on trouve des modules de « nutrition », « causes des maladies », « pouvoir des plantes » ou encore « soins énergétiques », développés chacun sur une cinquantaine de pages. Des thématiques identiques pour les deux formations. Ici aussi, on passe en revue homéopathie, chromothérapie, hydrologie… et même héliothérapie, le soin grâce au soleil, « sous forme de cure ». Le principe est simple : « s'exposer dix minutes au début (de préférence le matin lors des premières cures), puis augmenter progressivement la durée jusqu'à atteindre quarante minutes », récitent les fiches. Cela fonctionnerait sur les affections de la peau, la dépression ou encore la tuberculose. Pas d'alternative proposée, en revanche, si le soleil n'est pas au rendez-vous. Comme pour la formation précédente, l'apprentissage viserait à éliminer plusieurs pathologies. « L'un des grands avantages de la naturopathie, c'est que les techniques de prévention peuvent pour la plupart mener à la guérison, ne laissant l'usage de la médecine allopathique qu'aux problèmes les plus sérieux », lit-on dans l'introduction sur les « techniques naturelles ». La médecine, c'est donc pour les cas urgents.

Fin 2022, Sohan Tricoire publie un comparatif de ces deux formations sur son blog[1]. Selon elle, la principale différence est l'apprentissage en présentiel, qui permet de s'exercer aux gestes pratiques, comme les massages, devant les enseignants. Si certains cours issus du programme à bas prix paraissent moins détaillés, tous deux ont surtout de nombreux points communs : un discours critique envers la médecine et les médicaments, des contenus basés sur « des concepts abstraits sans fondement scientifique », « la promotion de remèdes qui n'ont jamais apporté la moindre preuve de leur efficacité propre », etc. « Il y avait un dénigrement constant de la médecine », se souvient Sohan Tricoire à propos du cursus qu'elle a suivi. « Je suis critique de la médecine et du système de santé, je pense que certaines choses ne vont pas. Mais en naturopathie, c'est autre chose : on critique

1. Sohan Tricoire, « Formations en naturopathie : comparatif de la plus chère vs la moins chère » [en ligne], article de blog, 28 décembre 2022. Disponible sur : sohan-tricoire.fr.

les fondements de la médecine avec des arguments complotistes et on fait croire que la naturopathie est uniquement préventive alors qu'on présente des plantes thérapeutiques. »

Les futurs thérapeutes apprennent à flirter en permanence avec la limite de l'exercice illégal. Ne dites pas « diagnostic », dites « bilan de vitalité ». Et la dynamique est la même dans chaque formation. Quelle que soit leur durée, leur coût, les piliers fondateurs de la naturopathie y sont érigés en vérité absolue : vitalisme, hygiénisme, causalisme, holisme, humorisme. Des principes à la racine des dangers de cette pratique, puisqu'ils supposent que toute personne peut éviter la maladie ou guérir en obéissant « aux lois de la nature ». Alors, à quoi bon aller voir un médecin ?

PROMIS, C'EST CERTIFIÉ !

Comme les naturopathes avec leurs clients, les formateurs rassurent leurs étudiants. Schémas minutieux, termes complexes, évocations de mécanismes biologiques… Un vernis scientifique est appliqué sur les contenus afin de justifier leur sérieux. À l'école de naturopathie ENA & MNC, cinquante-quatre heures sont même dédiées aux « bases scientifiques » : anthropologie fondamentale, champ péricorporel, embryologie ou encore physiologie du système digestif – alors que les enseignants n'y ont pas forcément été initiés.

Mais avant de donner accès à ces cours, encore faut-il attirer des élèves. Et tous ont la même stratégie : faire croire à une certification du cursus. En réalité, les pratiques non conventionnelles n'étant pas reconnues, aucune de ces formations n'aboutit sur la délivrance d'un diplôme d'État. Qu'importe, ils mettent en avant leur label Qualiopi. Depuis 2022, cette certification qualité est obligatoire pour tous les organismes de formation, même privés. Sauf qu'il ne s'agit pas pour autant d'un gage de sérieux. Dans un rapport paru en mai 2024, l'Inspection générale des affaires sociales (Igas) alertait sur le manque d'encadrement des organismes dédiés à ces certifications et sur l'absence de contrôle des structures d'enseignements. Résultat : une formation douteuse peut aisément passer entre les mailles du filet. En juillet 2024, plus de quarante-cinq mille organismes ont reçu la certification Qualiopi.

Un autre stratagème est de créer un organisme capable de labelliser des formations. En toute objectivité, bien sûr. Nombre de formations se targuent d'avoir la reconnaissance de l'Omnes, du SPN, de la Féna ou encore de l'Afnat, des institutions qui rassemblent des naturopathes qui ne répondent à aucun critère. Voici un petit panorama. L'Organisation de la médecine naturelle et de l'éducation sanitaire (Omnes) est une association réunissant des naturopathes depuis 1981. Parmi les membres d'honneur, et ce, jusqu'à son décès en juillet 2024 : Daniel Kieffer, également fondateur du Collège européen de naturopathie traditionnelle holistique (Cenatho), organisme de formation affilié à… l'Omnes. Le président d'honneur de la Fédération française des écoles de naturopathie, Alain

Rousseaux, est aussi le fondateur de l'Institut Alain Rousseaux – devenu depuis l'Isupnat –, qui adhère à… la Féna. Quant à la présidente de l'Alliance pour la formation professionnelle en naturopathie, Nathalie Danizan, elle est aussi directrice d'une école affiliée, Euronature. Après une carrière en tant que « responsable des dispositifs commerciaux » à la Banque Postale et dans les assurances.

Reste ADNR Formations, dont j'ai parlé plus haut, qui revendique treize centres de formation dans le pays. Je tente ma chance, j'indique mon mail sur leur site… Rapidement, un certain Naïm Attalauziti me contacte pour me présenter leurs formules. Je fais mine de m'inquiéter de la reconnaissance du diplôme et de son sérieux. Est-il reconnu par le Syndicat des professionnels de la naturopathie (SPN) ? « Ah, ça tombe bien ! La présidente du syndicat est la créatrice de ADNR Formations », me dit le jeune homme au bout du fil. Alors forcément, le SPN soutient ADNR Formations. Et qui en est la présidente ? Alexandra Attalauziti, la mère de mon interlocuteur.

7.

S'ORGANISER POUR MIEUX RÉGNER

La démarche assurée, Alexandra Attalauziti, 47 ans, s'installe sur scène et balaye l'assemblée des yeux. « Oh, je vois qu'il y a du monde pour la table ronde », se réjouit-elle. Une bonne centaine de curieux se sont pressés à Villejuif, ce 10 novembre 2024, à la conférence phare du 6e congrès du Syndicat professionnel de la naturopathie : « Les naturopathes et les laboratoires de compléments alimentaires. » Aux côtés de la présidente, trois pharmaciens : Luc Besançon, Mehdi Soua et Florian Petitjean. Une ambiance chaleureuse.

« Les naturopathes sont ceux qui comprennent le mieux les compléments alimentaires, ils font le lien entre les laboratoires, la pharmacie et les patients, débute Florian Petitjean après une rapide introduction de l'animatrice. C'est une brique de votre arsenal, avec les massages, l'activité physique... » De quoi flatter le public, composé principalement de praticiens. Petit détail, Florian Petitjean dirige aussi la société Olisma, un laboratoire commercialisant des produits de beauté et… des compléments alimentaires. « Il y a un vrai boom de ce marché », enchaîne Luc Besançon. Il en sait quelque chose, puisqu'il est aussi délégué général de NèreS, la fédération regroupant les commerciaux des compléments alimentaires. Pas question pour le SPN de ne pas profiter de cet essor. « C'est pour ça qu'on veut mieux connaître vos produits ! Des naturopathes n'osent pas envoyer leurs clients en pharmacie, alors qu'il faut le faire ! », renchérit Alexandra Attalauziti, regrettant le manque de proximité entre pharmaciens, naturopathes et laboratoires. Avis partagé par le troisième intervenant, Mehdi Soua, directeur commercial (selon LinkedIn) et directeur scientifique (selon la présentatrice de la table ronde) du laboratoire Dynveo, spécialiste de la « nutraceutique ». Joli terme marketing pour désigner un composé aux effets pharmaceutiques non prouvés, autrement dit… un complément alimentaire, vous avez compris la chanson. « On doit transmettre aux naturopathes les connaissances sur les interactions avec les compléments alimentaires, les contre-indications », abonde-t-il. Gagnant-gagnant : les commerciaux apportent des compétences aux praticiens et ces derniers conseillent encore mieux leurs produits !

Mais il faut rester sur ses gardes, prévient Alexandra Attalauziti : « Nous sommes des professionnels scientifiques, alors que certains industriels font seulement du business, il faut qu'on s'en différencie. » Gare aux charlatans qui voudraient en profiter pour grossir leur porte-monnaie. Luc Besançon hoche la tête et renchérit : « Bien sûr, il ne faut pas gérer la consommation de compléments comme on a géré celle de médicaments, avec des prescriptions de quinze produits différents. » « La naturopathie s'est construite pour aller à l'encontre de l'industrialisation », acquiesce Florian Petitjean. Chiffre d'affaires de sa société en 2023 : un million d'euros.

* * *

Depuis sa création en 2016, l'activité du SPN est devenue prolifique. Ses liens avec des laboratoires se sont renforcés. Plus de trente industriels en sont désormais partenaires, parmi lesquels certains ont déjà été épinglés pour des allégations trompeuses. Au congrès de Villejuif, tout le rez-de-chaussée de l'espace dédié à l'événement était réservé aux stands d'exposition des laboratoires, de sociétés de produits de santé naturelle ou de maisons d'édition spécialisées dans le bien-être, pendant qu'à l'étage supérieur la présidente tenait sa conférence avec les trois pharmaciens-commerciaux. Le syndicat est également très présent sur les réseaux sociaux. Sur son compte Instagram, dont les premières publications remontent à 2019, date de leur premier congrès, on trouve la promotion de certains produits, des méthodes, des pratiques, des résumés de webinaires… Les posts ne s'arrêtent jamais. Une volonté d'être visible partout et tout le temps, comme en atteste la tenue annuelle de leur congrès.

Ces dernières années, de nombreuses autres organisations ont fait de leurs rencontres des rendez-vous réguliers. En juin 2024 a eu lieu la 6e édition du congrès de naturopathie et de santé intégrative au domaine Arc-en-Ciel, à Mont-sous-Vaudrey dans le Jura ; début 2025, le 4e congrès de la naturopathie organisé par la Féna ; ou encore le tout premier congrès national de santé intégrative (oui, on s'y perd dans les dénominations...) organisé par l'Agence des médecines complémentaires adaptées (A-MCA). Une dynamique de structuration qui s'est, sans surprise, accélérée depuis la pandémie de Covid-19, moment charnière à partir duquel les « médecines douces » ont eu tout intérêt à se montrer le plus respectable possible auprès de ses nouveaux adeptes.

Plusieurs organisations se sont ainsi articulées les unes aux autres, formant un agencement propre à donner l'illusion d'un secteur parfaitement ordonné. « Depuis trois, quatre ans, il y a de plus en plus d'organisations qui se développent autour de la médecine intégrative, sans aucun discernement entre les interventions non médicamenteuses pertinentes et les médecines alternatives sans aucun fondement rationnel. Cette structuration est très inquiétante », pointe Mathieu Repiquet, étudiant en médecine et membre du collectif NoFakeMed. Ces pratiques tendent de plus en plus à se faire passer pour un véritable système de santé parallèle.

Dans cette organisation alternative, le SPN est analogue à l'un des principaux syndicats de praticiens indépendants, à l'instar du Syndicat des médecins libéraux (SML). L'Omnes fait office de Conseil national de l'Ordre des médecins (Cnom) – notez d'ailleurs le gage de sérieux : une « organisation » passe bien mieux qu'une vulgaire « association ». Cette structure délivre un label « exclusif » à certains naturopathes, « gage de professionnalisme et d'engagement éthique ». Stratégie similaire chez l'A-MCA, qui, en s'octroyant le titre d'« agence » veut sûrement se comparer à l'Agence nationale de sécurité du médicament et des produits de santé (ANSM).

La Fédération française de naturopathie (Féna) va plus loin encore. Elle se prend à la fois pour le ministère de l'Enseignement supérieur – en se targuant de garantir « un niveau commun entre tous les étudiants-stagiaires qui s'apprêtent à exercer le métier de naturopathe » – et pour le ministère de la Santé, puisque la Féna organise un « examen fédéral » pour tous ceux qui ont suivi un cursus dans une école partenaire, à l'issue duquel ils « prêtent serment devant leurs pairs ». Mauvaise imitation de la fin des études de médecine, ce serment n'étant reconnu que par la Féna. Plus c'est gros, plus ça passe.

Mais la liste ne s'arrête pas là. Viennent ensuite l'Association pour la promotion de l'hygiène vitale et de la naturopathie (APHN), l'Association professionnelle des naturopathes francophones (APNF) – qui délivre un « caducée millésimé », s'il vous plaît –, l'Alliance pour la formation professionnelle en naturopathie (Afnat)… Ou encore, à ne surtout pas oublier, le Cumic, pour Collège universitaire interdisciplinaire de médecine intégrative et thérapies complémentaires. Cette association, fondée en 2018, ambitionne d'être le visage « universitaire » de la médecine intégrative, et donc d'octroyer un vernis scientifique à des pratiques sans fondement afin de les intégrer dans le monde hospitalo-universitaire. Faut-il le rappeler : la médecine « intégrative » n'existe pas, du moins pas d'un point de vue universitaire et scientifique. « La médecine intégrative est devenue un label offrant une nouvelle jeunesse à des pratiques fantaisistes, insiste Mathieu Repiquet. C'est une expression fourre-tout qui provoque une véritable régression dans l'éthique médicale et la médecine basée sur les preuves, puisque la médecine intégrative ne respecte pas le consentement éclairé du patient en l'informant mal sur les pratiques qu'on lui propose. »

LE SÉRIEUX UNIVERSITAIRE

Parmi les membres originels de ce fameux « collège », on trouve Grégory Ninot, professeur en psychologie, activité physique et maladies chroniques à l'université de Montpellier en filière Staps. Au début des années 2010, ce chercheur a lancé la plateforme universitaire collaborative d'évaluation des programmes de prévention santé et des soins de support (CEPS), facilitant la recherche sur les interventions non médicamenteuses (INM). En juillet 2021, il crée la NPIS, pour « Non Pharmacological Intervention Society ». Un organisme plus montpelliérain que britannique, comme son nom ne le suggère pas. Parmi les partenaires, la Fondation Clariane – nommée jusqu'en 2023 la Fondation Korian pour le bien vieillir. Pour être plus précise, on trouvait Grégory

Ninot parmi les membres du Cumic. « Le Cumic a la volonté de travailler avec et pour des médecins dans une logique de prescription dans laquelle je ne me retrouvais pas », cingle-t-il. « Il y a un labo derrière », énonce plus directement un proche de membres du Cumic. Pour des médecins ayant un lien avec un industriel, c'est un jackpot potentiel : faire reconnaître – en dépit de preuves – l'efficacité de certains produits, prescrire les produits d'un labo qui peut être reconnaissant en retour… Grégory Ninot, lui, assure œuvrer uniquement pour la connaissance des effets, positifs ou non, des méthodes non médicamenteuses : l'activité physique, les psychothérapies…

En fouillant un peu le CV des membres actuels, on peut voir que certains sont proches de laboratoires d'aromathérapie. Prenons le fondateur, qui fait toujours partie des dirigeants : Jacques Kopferschmitt, directeur de recherche en médecine thérapeutique à l'université de Strasbourg. Il fait aussi partie de la Fondation Gattefossé qui promeut « l'aromathérapie clinique », militant pour l'inclusion des huiles essentielles dans les parcours de soins. Mais il est surtout vice-président de l'Association française d'aromathérapie clinique (Afac) depuis 2024. « Il n'y a pas de médecines parallèles ou alternatives mais bien une complémentarité », écrivait-il en 2016 pour justifier « l'universitarisation » des « thérapeutiques non conventionnelles ». Ces dernières ayant besoin des huiles essentielles – ce qui fait les affaires de Jacques Kopferschmitt, au vu de son implication dans la Fondation Gattefossé. De quoi douter de l'indépendance économique du Cumic, mais aussi de son libre arbitre. Car le fameux « collège » a également quelques proximités avec un groupe pointé par la Miviludes. Jacques Kopferschmitt est ainsi signataire d'un « livre blanc de la médecine anthroposophique », ce courant ésotérique initié par Rudolf Steiner et très surveillé par la Miviludes. Il a d'ailleurs été conseiller scientifique d'une formation en « rhumatologie et médecine anthroposophique » qui existait encore en 2019.

En 2016 déjà, il écrivait dans la revue *Hegel* qui « réunit toutes les actrices et les acteurs de la santé intégrative » qu'une « ouverture d'esprit devient nécessaire pour tous les professionnels de santé » à propos des thérapies complémentaires, et qu'il s'agit de l'objectif de leur universitarisation[1]. Concernant la revue *Hegel*, elle est l'organe de communication du Groupe d'évaluation des thérapies complémentaires personnalisées (Getcop), dont Kopferschmitt est le vice-président. Depuis 2024, elle appartient à L'Association pour la revue Hegel, composée de chercheurs, d'acteurs économiques du marché des compléments alimentaires – comme Florian Petitjean, du laboratoire Olisma – ou de pseudo-praticiens – comme le naturopathe Yazied Kei Lanur. Un énième exemple d'autoévaluation et d'autopromotion dans le milieu ! *Hegel*, c'est aussi la revue dans laquelle Julien Nizard et Jacques Kopferschmitt ont publié le procès-verbal de la réunion constitutive du Cumic en 2017[2].

---

1. Jacques Kopferschmitt, « Les thérapies complémentaires (TC), dans une démarche d'intégration médicale », *Hegel*, 2016/2, nº 2.
2. Julien Nizard et Jacques Kopferschmitt, « Cumic. Procès-verbal de

Continuons d'explorer l'organigramme du Cumic en 2025 : on trouve Fabrice Berna, professeur de psychiatrie à l'université de Strasbourg. Depuis 2020, lui et sa femme font partie de la quarantaine de dirigeants de la société La Demeure, domiciliée au Hohwald, petit village alsacien. Située au même endroit que l'université libre de Samadeva, un courant initié il y a une vingtaine d'années par une personnalité très citée par la Miviludes, un certain Idris Lahore. D'après l'Unadfi, le Samadeva serait un concept de « réalisation spirituelle et de guérison issu de la médecine derviche », soit une énième méthode alliant spiritualité, manipulation du corps et bien-être psychologique. Les stages permettraient de maîtriser son « chemin spirituel : amour universel, sentiment, inspiration ». Après le décès d'Idris Lahore en avril 2020, on lit sur le site d'un des centres Samadeva que ceux qu'il a formés continuent « la transmission et le développement de son œuvre ». En particulier les neuf « maîtres » que compte l'université. Peu après, la société La Demeure a été créée pour porter un projet d'habitation au sein de l'université. En 2021, Fabrice Berna et sa femme ont apporté 168 250 euros à la société domiciliée à l'université libre.

L'un des membres du Cumic assiste donc financièrement le maintien d'une organisation dont la Miviludes surveille le caractère sectaire. Sa femme, elle, exerce en tant que psychologue en Allemagne. Elle propose notamment des consultations en constellations

---

la réunion constitutive du 16 juin 2017 – Paris - CHU Hôtel-Dieu », *Hegel*, 2017/4, n° 4.

familiales, ou avec l'ennéagramme. Elle dirige même l'Institut Lahore, en Allemagne toujours.

AGENCE, COLLÈGE…

En 2020, c'est au tour de l'A-MCA de voir le jour, grâce à trois fondateurs : Serge Guérin, Philippe Denormandie et Véronique Suissa. Lorsqu'ils créent cette association, elle s'appelle alors l'Agence des médecines complémentaires et alternatives et ambitionne de « structurer » le champ des « médecines douces ». Le trio le fait savoir à qui veut l'entendre. En août 2021, Véronique Suissa et Serge Guérin répondent dans *L'Express* à certaines « polémiques provoquées par leur agence », arguant que « quand on sait que plus de 44 % des Français utilisent ces médecines complémentaires et alternatives (MCA) […], ce serait même dangereux de faire l'autruche » et de ne pas apporter de cadre aux pratiques. Selon eux, le rôle de leur formation est d'éviter les dérives et de sécuriser les patients. Pour ça, une seule possibilité : reconnaître certaines pratiques et distinguer les « bons » des « mauvais » praticiens. Rebelote un mois plus tard : Philippe Denormandie signe la tribune « Médecine conventionnelle et médecines douces, la cohabitation est possible », publiée par *Libération*. À ses côtés, Grégory Ninot, Florian Petitjean, des laboratoires Olisma, Solange Arnaud, fondatrice de Médoucine, et bon nombre de représentants d'associations de patients ou encore d'organismes de formation.

Pourquoi le trio de l'A-MCA porte-t-il un intérêt si profond, voire obsessionnel, à des pratiques pourtant non éprouvées scientifiquement ? Peut-être faut-il, là encore, chercher des éléments de réponse dans les recoins de leurs parcours. Commençons avec Serge Guérin, sociologue spécialiste du vieillissement et dirigeant de Serge Guerin Consulting, domiciliée à la même adresse que l'A-MCA. Cette société à son nom lui permet d'exercer ses différentes activités de conseils et ses participations à différentes entreprises, à l'instar de Responsage, structure soutenant « des salariés aidant un proche âgé ». L'intérêt de Serge Guérin pour les aînés dépasse son statut de sociologue puisqu'il est aussi membre du conseil scientifique d'Alogia Group, société de la « silver économie » – joli nom désignant le marché des seniors –, mettant « le Big Data et l'intelligence artificielle au service du bien vieillir ». Tout en étant le directeur scientifique de la Fondation Clariane, anciennement Korian. Ainsi que l'auteur de *La silver économie pour les nuls*, un ouvrage pédagogique publié en 2023 dans lequel il livre les bases et les enjeux de ce marché lucratif des seniors. Et où les pratiques non conventionnelles ont toute leur place. Preuve de sa volonté de transmission : Serge Guérin enseigne à l'Institut des hautes études économiques et commerciales (Inseec), grande école de commerce, dont il dirige également le pôle santé.

À ses côtés Véronique Suissa, directrice générale de l'A-MCA et qui a exercé au sein du groupe d'EHPAD Korian. « Le lien entre seniors et santé intégrative est assez évident », exposait-elle en janvier 2025, expliquant que les dirigeants d'EHPAD seraient « naturellement présents » au congrès de l'A-MCA. Les seniors représentent un marché juteux pour les médecines non conventionnelles. L'Agence – qui n'en a que le nom – a ainsi plusieurs partenariats avec des groupes d'EHPAD.

Le troisième acolyte est Philippe Denormandie, médecin et père de Julien Denormandie, ancien ministre de l'Agriculture de 2020 à 2022 au sein du gouvernement de Jean Castex. Comme Serge Guérin, Denormandie père est à la tête d'une société de conseil et dispose d'un long CV : délégué général de la Fondation MNH, membre du conseil de la Caisse nationale de solidarité pour l'autonomie (CNSA), conseiller santé au sein du groupe de la Mutuelle nationale des hospitaliers (MNH)… Arrêtons-nous un instant sur les mutuelles, un autre marché très lucratif ! En 2022, la Mutuelle Générale est devenue mécène de l'A-MCA, arguant que « l'amélioration de la qualité de vie » des patients était « un pilier central de son action ».

D'après un rapport sénatorial[3], le montant pris en charge par les complémentaires santé pour les prestations non reconnues en 2024 – de l'ostéopathie à l'acupuncture ou la naturopathie – a désormais atteint un milliard d'euros. Il a donc… quintuplé en huit ans. Une somme qui alimente directement le business des praticiens, mais surtout celui des mutuelles. En effet, si les complémentaires santé prennent en charge de plus en plus de pratiques non reconnues, souvent sous forme de forfaits – par exemple en remboursant quatre séances par an à hauteur de 50 euros par

3. « Hausse des tarifs des complémentaires santé : l'impact sur le pouvoir d'achat des Français », Rapport d'information du Sénat 2023-2024, nº 770, 24 septembre 2024.

séance –, la masse de clients ne les utilisant pas augmente le profit des mutualistes. Pour les sénateurs, cela fait de l'offre en « médecines douces » un « argument marketing déterminant pour les complémentaires santé, tout en instaurant une logique de crédit incitant à la consommation ». Ils proposaient ainsi de rendre optionnelle la couverture de ces prestations, afin de baisser le coût des mutuelles. Sauf que pour cela, il faut se heurter au lobbying des acteurs du secteur. Parmi la dizaine de ministres de la Santé à s'être succédé depuis le deuxième quinquennat de Macron, certains ont eu affaire au père de Julien Denormandie. « Philippe Denormandie est un vrai lobbyiste, a ainsi lancé un des locataires de l'avenue de Ségur. Il veut donner plus de place aux médecines douces, il fallait lui fermer la porte à chaque fois, à lui et ses copains. »

UNE INSISTANCE PAYANTE

Curieux paradoxe : alors que la presse se fait l'écho d'histoires dramatiques, les acteurs du secteur sont de plus en plus puissants et organisés. Ces déboires donnent aussi du grain à moudre aux défenseurs des pseudo-médecines : à les croire, ces dérives particulièrement graves seraient le fait de certains praticiens peu scrupuleux. Seule façon d'éviter que ces scandales ne se reproduisent (ou plutôt, ne plombent leur chiffre d'affaires) : distinguer les « bons » thérapeutes des « mauvais », ceux qui vont à l'encontre de la médecine au risque de mettre leurs clients en danger. C'est ce qu'a martelé Alexandra Attalauziti lors d'un plateau sur BFM TV le 13 janvier 2023, après le décès d'un participant au stage de jeûne du naturopathe Éric Gandon. « Ce n'est pas facile pour les usagers de savoir quel est le naturopathe qui maîtrise ses limites d'exercice et ne les mettra pas en danger, et celui qui va proposer des choses tirées par les cheveux », assurait alors la représentante syndicale, tout en avançant que des jeûnes sont proposés par certains professionnels du SPN, mais « de manière encadrée ». « Il faut se rapprocher d'organisations professionnelles qui contrôlent les compétences et qui font un suivi », conseillait-elle aux clients et aux praticiens. Le SPN, donc ? Difficile de compter sur les formations médicales de ses membres pour sécuriser les stages.

Parmi les professionnels que le SPN accepte « sans distinction », on trouve notamment « les thérapeutes manuels de [pratique] crânio-sacrée », qui, sans diplôme reconnu, manipulent les os de votre tête et vos vertèbres. Des profils bien éloignés de l'image de crédibilité et de sécurité que le syndicat assure délivrer à ses adhérents. « En naturopathie, les dérives ne sont pas le fait de praticiens en particulier, comme Irène Grosjean ou Thierry Casasnovas : c'est la norme. Les pratiques sont fantaisistes, les praticiens mal formés, ils ne respectent pas les bases de l'éthique médicale et du soin, les lois... », accuse Mathieu Repiquet, du collectif NoFakeMed. Pourtant, force est de constater que cette armature – construite patiemment par l'A-MCA, le Cumic, le SPN et autres organisations, plateformes ou syndicats –, parvient à protéger leurs pratiques douteuses.

Et pour cela, ils n'hésitent pas à se montrer particulièrement virulents lorsqu'il le faut.

En 2024, un article publié sur LinkedIn par le Cumic pour présenter ses travaux et réflexions crée la polémique. Lonni Besançon, maître de conférences en visualisation des données scientifiques dans une université suédoise, le commente : « Des publications dans un journal franco-français (majoritairement) pour traiter d'un sujet qui n'est pas français [ç]a ne sonne pas très sérieux. [...] Ce qui est, finalement, rassurant, c'est de voir que le niveau n'est vraiment pas très haut dans les arguments mis en avant », écrit le chercheur, qui lutte contre la désinformation médicale. Pour défendre l'association, l'un de ses membres, Julien Nizard, se fait menaçant et écrit à Lonni Besançon par mail : « Vous feriez mieux de vous inspirer de vos aînés, plutôt que de les traiter ainsi de façon non confraternelle. [...] Vous savez aussi que si vous souhaitez vous inscrire dans un parcours académique, où que vous soyez, il faudra que vous fassiez preuve de respect pour vos pairs, et que le monde étant petit, des conduites inappropriées, non déontologiques, voire inacceptables, pourront vous être reprochées », écrit Julien Nizard. Pour Lonni Besançon, il s'agit d'une forme de pression. « À combien de jeunes médecins a-t-il pu envoyer ce genre de messages, en menaçant la suite de leur carrière ? », redoute-t-il. Un échange qui illustre la volonté exacerbée de certains médecins et chercheurs d'imposer les pratiques non conventionnelles dans le monde hospitalo-universitaire. Et certains y sont déjà parvenus.

8.

Tous les médecins ne sont pas vaccinés

La scène est installée dans l'Orangerie, un charmant petit bâtiment à gauche du château Grévy de Mont-sous-Vaudrey, fermé par de grandes vitres. À travers elles, on voit Monsieur Bourdin gesticuler sur l'estrade, au rythme de ses explications. Pour les dizaines de malheureux de tous âges n'ayant pas eu le privilège de s'asseoir à l'intérieur, un écran retransmet la présentation près d'un grand arbre surplombant l'immense parc dans lequel d'autres thérapeutes clament, micro à la main, leurs préceptes aux centaines de curieux venus assister au 5e congrès de la naturopathie, en juin 2024.

Midi étant passé, les oreilles attentives dégustent les plats – crudivores et végétariens, s'il vous plaît – proposés sur les stands qui parsèment l'événement. Si la pluie n'avait pas changé le sol en boue, on aurait pu qualifier le cadre d'idyllique. Pour le déjeuner, l'assemblée a droit à un invité de choix. Car Monsieur – pardon, Professeur ! – Bourdin n'est pas uniquement thérapeute, il est, ou plutôt fut, médecin. Alors il fait son théâtre. La pièce d'aujourd'hui s'appelle « Chromobiologie chromothérapie. La science des couleurs au service de la santé globale ». « C'est la théorie des couleurs », clame l'intéressé. Et d'entamer son récital : le vert pour la reconnaissance, le turquoise pour le système immunitaire… Un arc-en-ciel qui permettrait de guérir d'à peu près tout, puisque comme le rappelle notre acteur, « les couleurs sont une nourriture » et la maladie « un facteur de guérison ». Jugez par vous-même. « J'ai eu le Covid long, j'ai failli mourir, j'ai été traité par des moyens alternatifs, et là, c'est comme si j'avais dix ans de moins », assène le malade imaginaire. Ou plutôt le bourgeois gentilhomme version XXIe siècle. Molière a inventé un Monsieur Jourdain s'épuisant à se faire passer pour noble ; ce congrès met en scène Monsieur Bourdin nous faisant croire qu'il est encore médecin. Titre qui lui a pourtant été retiré il y a un quart de siècle.

Au tournant des années 1980, Dominique Bourdin commence à exercer comme généraliste. Il est ensuite radié de l'Ordre des médecins en 1999 car la profession lui reproche ses activités commerciales. Mais il a de la ressource. Il se présente alors comme psychothérapeute et assure être le père de la colorthérapie – oui, la thérapie par les couleurs. Mieux, il crée avec sa femme l'Institut Chrysalide à La Chapelle-Hermier en Vendée, au début des années 2010. Un organisme qui se targue d'être une « référence pour une approche globale de la santé » et propose des « irrigations coloniques ». Car l'injection d'eau dans l'anus permettrait de « libérer les vieilles mémoires d'événements mal vécus et non digérés ». De fait, l'homme est adepte de la pratique, dont il vante les bienfaits devant le public de Mont-sous-Vaudrey. Si sa légitimité semble encore intacte face à ce public, elle sera définitivement torpillée par la suite. Quelques mois après le congrès, en janvier 2025, la Cour de cassation rejette son ultime contestation de sa condamnation pour exercice illégal de la médecine et usurpation du titre, lui interdisant définitivement toute activité médicale ou paramédicale. Rassurez-vous, vous pouvez tout de même encore profiter des cures de l'Institut en Vendée ou des séances d'accompagnement à l'irrigation du côlon disponibles dans le second établissement *La Chrysalide*, dans le Bas-Rhin. À ne pas reproduire chez soi.

* * *

Être médecin ne protège pas de tous les virus. Aussi incompréhensible que cela puisse paraître, les médecins conspirationnistes ont toujours existé, du moins autant qu'on puisse l'étudier. Mais la crise sanitaire a fait office de déclencheur en les plaçant au tout premier plan, comme ce fut le cas pour l'ancien médecin réanimateur Louis Fouché, l'infectiologue Christian Perronne, mais surtout pour le désormais célèbre Didier Raoult. La pandémie les a révélés avec une violence inédite au grand public, faisant d'eux des superstars. Chacun a alors pris conscience que les fausses informations – aussi dangereuses soient-elles – peuvent venir de partout, même du corps médical, pourtant censé incarner neutralité et savoirs. Ces soignants, convertis à la religion des *fake news*, donnent un crédit inestimable aux théories les plus farfelues et légitiment la propagation de concepts plus que douteux. Car eux, comme ils ont l'arrogance de le sous-entendre, seraient les seuls parmi leurs confrères à détenir la vérité. Voilà donc un environnement particulièrement propice au renforcement d'une espèce jusque-là marginalisée : celle des médecins adorateurs des pratiques non conventionnelles.

DES MÉDECINS DÉVIANTS UN PEU PARTOUT

Certains médecins peuvent constituer une porte d'entrée vers la galaxie des « médecines douces ». Prenons par exemple Doctolib. En 2022, la plateforme est sous le feu des critiques lorsqu'en août, le collectif L'Extracteur exhume la fameuse vidéo d'Irène Grosjean vantant la friction des zones génitales des enfants pour faire baisser leur fièvre. Un mini scandale estival, car plusieurs pseudo-thérapeutes inscrits auraient été formés par la nonagénaire. Ni une ni deux, Doctolib retire la vingtaine de concernés de son annuaire. Mais la polémique enfle : des centaines d'autres naturopathes – ainsi que des coachs bien-être, etc. – sont présents sur la plateforme. Toute lutte contre les pratiques non conventionnelles paraîtra dérisoire tant que des charlatans seront encore présents sur le site, qui a le monopole des rendez-vous médicaux. Même l'Ordre des médecins réagit, fustigeant dans un communiqué que « Doctolib ne peut laisser s'installer une confusion entre professionnels de santé et personnes ne s'inscrivant pas dans l'exercice médical ». En octobre, après six semaines de discussions auprès « d'une quarantaine d'institutions, des ordres de santé, de la Miviludes, de lanceurs d'alerte », comme le rapporte Doctolib à *Marianne*[1], la plateforme décide de s'en tenir à une consigne stricte : seules les personnes disposant d'un numéro ADELI ou RPPS peuvent s'inscrire sur la plateforme. Autrement dit, uniquement les professionnels de santé, puisque le Répertoire partagé des professionnels de santé (RPPS) recense chacun d'entre eux – médecins, sages-femmes, chirurgiens-dentistes, pharmaciens…

Près de six mille comptes sont supprimés. Fini les coachs, naturopathes et autres pseudo-thérapeutes. Malheureusement, la manœuvre ne permet pas d'alerter le patient sur les pratiques douteuses émanant de certains soignants. Déjà, parce que les numéros ADELI et RPPS sont délivrés à un spectre assez large de professions, incluant les ostéopathes, les chiropracteurs et les techniciens de laboratoire… Ici et là, des psychologues se disent spécialistes de la « psychogénéalogie », une pseudoscience qui prétend relier les maladies, blessures et névroses de chacun aux traumatismes vécus par des ancêtres, parfois très lointains. Parmi les ostéopathes, d'autres évoquent le

1. Margot Brunet, « Naturopathes, reiki… Pourquoi personne ne fait la chasse aux charlatans sur Doctolib » [en ligne], *Marianne*, 1er février 2024.

reiki. Et surtout, les dérives proviennent parfois des médecins eux-mêmes.

Une recherche rapide sur Doctolib fait la liste des « médecins homéopathes ». À Paris, on en trouve un qui explique utiliser depuis trente ans les médecines naturelles en esthétique du visage et du corps, ou une autre qui se réjouit d'avoir « intégré de nombreux nouveaux patients en suivi homéopathique entre 2023 et 2024, suite à des départs en retraite d'homéopathes ». Non loin de la capitale, une généraliste facture à hauteur de 50 euros une première consultation pour traitement de fond homéopathique. À Marseille, un médecin m'explique que « l'homéopathe traite les maladies par des substances susceptibles de produire des troubles semblables à ceux déterminés par la maladie elle-même » – ce qui est a priori aussi clair qu'efficace. À Reims, des médecins exercent même dans un cabinet médical d'homéopathie. Autant dire que les exemples ne manquent pas. « Le vrai problème des médecins homéopathes, ce n'est pas tant qu'ils s'éloignent du système de santé, c'est qu'ils font souvent n'importe quoi. Ils ne suivent pas les recommandations », fustige Agnès Buzyn, ancienne ministre de la Santé. Et Thomas Durand, vulgarisateur scientifique, d'aller dans le même sens : « Je ne connais pas de médecin homéopathe qui soit intelligent et honnête. Soit ils mentent sciemment aux patients, soit ils n'ont rien compris à la médecine. »

Sans surprise, les non-professionnels de santé, qu'ils soient naturopathes, iridologues ou autres, sont responsables de la majorité des dérives thérapeutiques.

D'après le dernier rapport de la Miviludes, paru en avril 2025, « les risques de survenance de dérives sectaires sont nettement plus élevés en cas d'intervention d'un non-professionnel de santé, que d'un professionnel de santé, titulaire d'un diplôme reconnu par l'État, formé de longues années et soumis à une déontologie et le plus souvent à des sanctions ordinales en cas de manquement ». Pour autant, « la persistance de cas dénoncés à la Miviludes concernant de véritables professionnels de santé » justifie selon l'organisme la nécessité de maintenir les « partenariats noués avec l'ensemble des ordres des professionnels de santé ».

L'ORDRE DES MÉDECINS ENFIN PRÉOCCUPÉ

Deux ans après le mini scandale Doctolib, le Conseil national de l'Ordre publie en juin 2023 un état des lieux des pratiques de soins non conventionnelles et de leurs dérives[2], accompagné de propositions d'actions, tout en reconnaissant en filigrane l'implication de médecins. L'Ordre y explique que le médecin « peut mettre en danger ses patients » en octroyant des soins qui « ne sont pas validés scientifiquement », voire « en remplacement de la médecine conventionnelle ». Pourtant, comme le rappelle le code de la santé publique, « le médecin s'engage à assurer au patient des soins consciencieux, dévoués et fondés sur les données acquises de la science ». De fait, après les dégâts

2. Ordre national des médecins, « Les pratiques de soins non conventionnelles et leurs dérives. État des lieux et propositions d'action », juin 2023. Disponible sur : conseil-national.medecin.fr.

causés par la crise sanitaire sur l'information médicale, l'Ordre des médecins s'est retrouvé forcé de s'attaquer au problème. Les Didier Raoult et autres Christian Perronne ont fait perdre au corps médical une partie de sa crédibilité.

Certes, les *fake news* existaient avant eux… Mais désormais, plus personne n'ignore qu'elles peuvent venir aussi des professionnels de santé. Pour l'Ordre, il n'est pas question de laisser se propager l'idée que ses membres pourraient être dangereux, ni de dégrader encore un peu plus la confiance que nombre de citoyens accordent aux médecins. « C'est un vrai sujet, des personnalités et médecins respectables ont dévié et tiennent aujourd'hui un discours dénué de valeur scientifique », défend Claire Siret, présidente de la section de santé publique du Conseil national de l'Ordre des médecins (Cnom).

Comment en sont-ils arrivés là ? « Je n'ai pas d'explication », reconnaît la médecin du Conseil national de l'Ordre. Lonni Besançon pointe plusieurs pistes de compréhension du phénomène : « Je pense qu'il y a un dégoût de "Big Pharma". Des entreprises se sont fait un argent monstre grâce à des scandales de santé publique, c'est connu. Cela a pu repousser certains médecins », indique le jeune chercheur. Autre point : les médecins ne sont pas spécialement formés à la recherche médicale. « En soi, certains n'ont jamais publié et ne publieront jamais d'articles : ils sont médecins, mais n'ont peut-être jamais été confrontés sérieusement à la méthode scientifique », complète Lonni Besançon, scientifique engagé dans la lutte contre la désinformation. Une distinction avec laquelle le grand public n'est pas forcément familier. Résultat : beaucoup considèrent la parole de ces professionnels douteux comme porteuse de vérité. « Il y a une adhésion totale du public à leurs propos et ils profitent de cette reconnaissance et du soutien d'une partie de la population », conclut Claire Siret. Mi-janvier 2025, l'Ordre publie une charte « du médecin créateur de contenu responsable », élaborée en partenariat avec YouTube[3]. Son rôle : « labelliser » les médecins produisant des contenus fiables pour les distinguer des plus contestables. « Les réseaux sociaux sont aujourd'hui un espace majeur d'information du grand public sur les sujets de santé et notamment médicaux, avec le risque avéré de contenus inexacts, voire dangereux, tout particulièrement concernant les pratiques de soins non conventionnelles », précise l'Ordre – avec quelques années de retard –, avant de lister dix grands principes. Les médecins doivent notamment s'engager à informer l'institution d'une activité de vulgarisation en ligne, à mentionner tous leurs partenariats, à indiquer les sources des informations qu'ils mentionnent, à ne donner aucun conseil de santé personnalisé sur les réseaux sociaux ou autre plateforme, à ne pas faire la promotion de pratique non validée scientifiquement et à indiquer leurs qualifications et mentionner que leurs publications sont des « contenus de santé ».

---

3. *Id.*, « Les 10 principes du médecin créateur de contenu responsable » [en ligne], 16 janvier 2025. Disponible sur : conseil-national.medecin.fr.

Une charte solidement construite, mais pas contraignante juridiquement – les médecins influenceurs santé restant ainsi libres de la suivre ou non. Si elle certifie le sérieux de certains contenus, cette stratégie ne pointe néanmoins pas les médecins aux préceptes plus équivoques. « En réalité, cette problématique n'est pas importante pour l'Ordre, accuse la vulgarisatrice de la chaîne YouTube Fantine & Hippocrate. On n'est pas sur le même fuseau : les représentants de l'Ordre, qui ne sont pas de jeunes médecins, ne connaissent pas les réseaux sociaux, leurs dangers… » De l'avis de plusieurs acteurs de la lutte contre la désinformation médicale, la réaction du Cnom lui est imposée par la pression sociétale sur le sujet.

UNE JUDICIARISATION BIENVENUE

Il reste tout de même une avancée majeure de l'Ordre : son positionnement d'un point de vue judiciaire. « Quand je suis arrivée en 2022, les signalements étaient en pleine explosion. Ils sont désormais chose courante et portent souvent sur les pratiques non conventionnelles, de la part de médecins ou non », explique Claire Siret. L'Ordre dépose plainte plus fréquemment qu'il y a une dizaine d'années, que ce soit en se constituant partie civile, via son Conseil national ou ses antennes départementales, ou en faisant remonter des signalements de pseudo-praticiens au procureur. Dans certains cas, lorsqu'aucune plainte n'est déposée mais que l'Ordre l'estime nécessaire, il entame lui-même l'action en justice. Certains médecins adeptes des pratiques non conventionnelles ont ainsi récemment été punis par la justice.

En 2020, un médecin interdit d'exercer fut ainsi condamné à deux mois d'emprisonnement après avoir continué de prescrire des compléments alimentaires et des huiles essentielles. Deux ans plus tard, un autre écopait d'un an de prison avec sursis, de 5 000 euros d'amende et d'une interdiction définitive d'exercer en plus du remboursement des frais de justice et de dommages et intérêts versés au conseil départemental de l'Ordre des médecins. Cette condamnation a été confirmée en appel en 2024, la cour ayant à nouveau considéré ses pratiques comme susceptibles d'entraîner des dangers pour la santé des patients, notamment du fait de l'utilisation de la « bioélectronique ». Une pratique non reconnue qui repose sur les prétendues énergies, que le praticien détecterait dans les fluides corporels – salive, sang, etc. – et qui serait supposée soigner, comme toujours, toutes sortes de pathologies, du diabète à la paralysie. Cette judiciarisation est, sans conteste, une amélioration notable. Tout comme le rapport de l'Ordre des médecins sur les pratiques non conventionnelles et leurs dérives de 2023 et, plus récemment, la charte du médecin créateur de contenu.

« C'était un sujet presque méconnu il y a trois ans. Depuis, on a été très proactifs, on a informé les médecins… Mais c'est un puits sans fond, tout ne nous appartient pas », abonde Claire Siret. S'il reste beaucoup à faire avec les médecins, ils ne sont pas les seuls professionnels de santé concernés. S'ils représentent 20 % des signalements adressés à la Miviludes dans la catégorie santé et bien-être évoquant nommément un professionnel, le pourcentage grimpe à 29 % pour les psychologues et à 12 % pour les ostéopathes. Loin derrière, les kinésithérapeutes et les infirmiers rassemblent respectivement 4 % de ces signalements. Pourtant, ces deux ordres ont réagi à la prolifération des pratiques alternatives. Depuis octobre 2023, l'Ordre des infirmiers et la Miviludes ont cosigné une convention pour mieux accompagner les infirmiers dans la détection et la prise en charge de patients victimes de dérives sectaires. Les kinésithérapeutes avaient eux embrayé dès 2023, en publiant un « tableau des techniques illusoires signalées au Conseil national de l'Ordre des masseurs-kinésithérapeutes ».

LE MONDE HOSPITALO-UNIVERSITAIRE NOYAUTÉ

Alors que les représentants des diverses professions tardent à réagir, la fièvre gagne des soignants ou universitaires exerçant dans le service public. Le meilleur exemple étant probablement celui des membres du Cumic, dont l'objectif est d'intégrer des pratiques non éprouvées à leur exercice médical. Mais ils ne sont pas les seuls, et certains hôpitaux ou facultés de médecine sont aussi concernés. Prenons le groupement hospitalier Portes de Provence, à Montélimar : les patients suivis en radiothérapie pour un cancer peuvent aussi bénéficier de consultations avec un naturopathe. En atteste également la multiplication des diplômes universitaires aux contenus discutables. Dans les universités de Brest, Lyon et Reims, on peut ainsi suivre le diplôme interuniversitaire (DIU) de thérapeutique homéopathique qui s'intéresse à la « place de la thérapeutique homéopathique dans les champs de la médecine [...] dans les soins de premier recours en fonction des indications et limites ». À l'issue de la formation, on a la « capacité de prescrire de façon autonome une thérapeutique homéopathique adaptée aux besoins du patient ». Avec pour objectif de former avant tout des médecins, puisque les prérequis recommandés pour suivre ce diplôme sont d'être « interne en médecine, docteur en médecine, docteur en pharmacie, [ou] sage-femme diplômée ».

Pourtant, dès 2018 et le début des discussions sur le déremboursement de l'homéopathie – actée l'année suivante – nombre de facultés, à l'instar de celles de Lille et d'Angers, avaient suspendu, voire directement supprimé, leurs formations en homéopathie. Mais toutes n'ont pas suivi cette mouvance. Ainsi à l'université Paris-Cité, les professionnels de santé peuvent suivre un DU de micronutrition, concept pourtant loin d'être clair et reconnu scientifiquement. Il s'agit d'une pratique complémentaire visant à jouer sur l'alimentation et l'utilisation de compléments alimentaires pour améliorer le bien-être, sans que les bienfaits en aient été démontrés. Le Groupe d'étude du phénomène sectaire (GéPS), association œuvrant contre l'emprise et les dérives en santé, identifie en 2023 pas moins de quarante-huit approches problématiques enseignées dans des diplômes universitaires et interuniversitaires. Parmi lesquelles la yoga-thérapie, la psychogénéalogie ou encore la fasciathérapie. À Cergy Paris Université, un DU propose aux professionnels de la santé, de la prévention ou de l'éducation, « une formation certifiante aux outils d'une médecine globale et complémentaire, intégrant le yoga thérapeutique et la micronutrition ». La plaquette de présentation mentionne ainsi que « le corps, l'esprit et la relation au monde qui nous entoure, dans lequel nous vivons idéalement en symbiose, sont indissociables d'un état de santé optimal », l'objectif des enseignements étant de comprendre ce système. D'après le GéPS, dix universités comptaient en 2023 au moins cinq – ou plus – diplômes douteux dans leur parcours, à l'instar de l'université de Strasbourg. En 2025, cet établissement propose notamment une formation en micronutrition dans laquelle sont abordés la phytothérapie, la psychonutrition, la pleine conscience ou encore le jeûne thérapeutique… Au total, le GéPS dénombre plus de cent trente DU et DIU déviants dans l'Hexagone.

La France, bien que particulièrement touchée, n'est pas la seule victime de cet entrisme des pseudosciences dans le milieu médical. Au Royaume-Uni notamment, une étude de juin 2024 pointait leur propagation dans les services de cancérologie des hôpitaux publics. Les résultats sont plus qu'inquiétants : 13,6 % des établissements publics proposaient des thérapies non éprouvées, évoquant entre autres les chakras ou l'énergie invisible[4]. Pour la Miviludes, « la dissémination au sein des hôpitaux des pratiques de soins non conventionnelles (PSNC), avec une banalisation à leur recours, sans nécessairement de mises en garde ou d'encadrement médical [cause des] préoccupations constantes dans la prise en charge des malades du cancer (qui représente plus de la moitié des signalements en matière de santé) et croissantes dans le domaine de la santé mentale[5] ». Malgré les drames provoqués par ce noyautage du monde scientifique et médical, l'idée que les pratiques non conventionnelles sont source de bien-être s'est imposée. Une vision plus qu'optimiste qui gagne même certaines figures politiques.

---

4. Leslie B. Rose, « Pseudoscience in Cancer Service; a Survey of National Health Service Trusts in England » [en ligne], n. p., 27 juin 2024. Disponible sur : medrxiv.org.
5. Miviludes, *Rapport d'activité 2022-2024, op. cit.*, p. 93.

9.

Le milieu politique complaisant

« Ce n'était pas prévu, mais c'est gentil ! », s'exclame l'organisateur de la soirée dans son costume parfaitement taillé. Tonnerre d'applaudissements, pluie de flashs. Brigitte Macron recoiffe ses cheveux d'une main, saisit le micro de l'autre. « Bonsoir ! lance-t-elle à la petite assemblée. Je ne suis pas en tenue de cocktail et je m'en excuse. Je suis très heureuse d'être là ce soir. » La première dame de France n'allait tout de même pas manquer une soirée en honneur de l'Institut Rafaël, premier centre français de santé intégrative à accompagner gratuitement patients et aidants pendant et après le cancer, fondé en 2018. Brigitte Macron empresse le président fondateur, Alain Toledano, à la rejoindre. « Je suis allée à l'Institut et j'en suis sortie les larmes aux yeux », s'émeut-elle à ses côtés.

Car à l'Institut Rafaël, on pense le patient dans sa globalité, on privilégie son bien-être et la réduction des effets délétères de la maladie et de ses curatifs. « Les traitements en oncologie sont très agressifs et abîment », lit-on sur le site. Rien à voir avec la panoplie de « soins » offerte par l'établissement aux patients. Nutrition, naturopathie, ostéopathie, sophrologie, auriculothérapie, immersion sensorielle, qi gong, réflexologie, shiatsu, hypnose, acupuncture, psychologie, massages, art-thérapie, etc. « Je voudrais tellement qu'on puisse développer ça, s'émerveille l'invitée surprise. On sait que ça marche, que ça aide tout le monde. » Et surtout, ça séduit du beau monde. Bien d'autres célébrités se sont pressées, en cette soirée de novembre 2022, au quatrième gala de l'Institut Toledano – euh Rafaël, pardon. Joli nom, au passage inspiré en toute modestie de l'archange Raphaël, médecin divin porteur de la guérison et du caducée. Pêle-mêle, s'y sont croisés la présentatrice Claire Chazal, le maire de Nice, Christian Estrosi, le nageur Camille Lacourt… De quoi convaincre de potentiels donateurs et mécènes, seule source de revenus revendiquée par l'Institut.

Comment s'y prendre ? Rien de plus simple. Vous pouvez faire un don en pleine propriété, avec réserve d'usufruit, ou sur votre succession… Cette dernière étant particulièrement avantageuse, puisqu'elle vous permet « de déduire la valeur de ces biens de la valeur nette taxable de votre patrimoine immobilier, et donc de réduire le montant dont vous êtes redevable au titre de l'IFI ». L'impôt sur la fortune immobilière, donc. Quoi, vous n'êtes pas concernés ? Si cela n'a pas achevé de vous convaincre, sachez que d'autres ont été moins regardants ! Les laboratoires Boiron, industriel leader de l'homéopathie, soutiennent financièrement l'Institut. Il faut dire que le déremboursement des pilules à l'eau, en 2021, a été un coup dur pour l'entreprise basée à Lyon : il fallait bien se réinventer !

Depuis 2022, l'établissement a encore gagné en popularité. Six ans après son ouverture, son directeur revendique onze oncologues, quatre-vingt paramédicaux et plus de quatre mille neuf cents patients accompagnés pour un total de « quatre-vingt-quinze mille soins offerts gracieusement ». Pour l'édition 2024, la soirée caritative accueillait l'animatrice de CNews Christine Kelly, alors que son homologue Cristina Córdula « a rivalisé d'élégance avec d'innombrables autres personnalités ». C'est le site Internet de *Purepeople* qui le dit. Sauf que les soins pour les personnes atteintes de cancer ont un cadre bien défini, de l'accompagnement social à la diététique en passant par l'activité physique. Ça, c'est l'Institut national contre le cancer (Inca) qui le dit. Et l'hôpital qui le propose. Là aussi, c'est gratuit !

* * *

Réelle adhésion ou bienveillance naïve ? Depuis l'élection d'Emmanuel Macron en 2017, sa femme s'est à plusieurs reprises affichée aux côtés de stars des pseudosciences. En novembre 2021, elle recevait à déjeuner à l'Élysée plusieurs médecins, dont certains aux positions ambiguës. Notamment deux d'entre eux. D'abord Fabien Quedeville, médecin généraliste à Chilly-Mazarin (Essonne), fondateur du site *Bas les masques* et fermement opposé au confinement. Il est également signataire du « message d'alerte international de professionnels de santé aux gouvernements et aux citoyens du monde » paru dans *France-Soir*, site d'actualités ouvertement complotiste, en septembre 2020. Cette tribune s'oppose aux « mesures médicalement stupides et inefficaces, socialement et économiquement suicidaires que les gouvernements ont imposées aux peuples sous prétexte sanitaire ». Quelques mois plus tard, il lançait le hashtag *#jenemeconfineraipas*. Ensuite, Guillaume Barucq, généraliste à Biarritz, opposé à la vaccination contre le Covid-19 et auteur de *Surf thérapie. Se soigner au contact de l'océan* (paru chez Surf prévention en 2014). Son hypothèse : la pratique du surf permettrait de « se sentir mieux dans son corps et dans sa tête ». « Des personnes atteintes d'un cancer, d'une maladie chronique ou d'un handicap retirent des bénéfices du surf », ose-t-il dans le résumé de l'ouvrage. Terrain glissant.

Certes, d'autres scientifiques et médecins n'ayant pas les mêmes positionnements ont participé à la réception avec Brigitte Macron, comme le médecin-docteur Yvon Le Flohic, investi dans la lutte contre les fausses informations, ou encore l'épidémiologiste Alice Desbiolles. Pas suffisant cependant pour éviter que la petite rencontre à l'Élysée provoque un tollé. « C'est Brigitte Macron la ministre de la Santé maintenant ? », fustigeait un internaute. La pilule passe d'autant plus difficilement que dix mois plus tôt, en janvier 2021, c'est Véronique Suissa, directrice générale de l'A-MCA, qui rendait visite à l'épouse du président. À l'issue de l'entretien, la lobbyiste se félicitait d'un « échange tout particulièrement riche autour des médecines complémentaires ». Depuis, l'A-MCA s'est montrée très proche du couple et de la majorité présidentielle. Signe que les pratiques non conventionnelles en santé sont devenues un objet politique qui, en plus de séduire la Macronie, dépasse les clivages partisans.

LA COMPLAISANCE MACRONISTE

En mars 2021, la future ministre de la Santé Agnès Firmin-Le Bodo, alors députée Agir de la septième circonscription de la Seine-Maritime, signait une tribune dans *Le Monde* appelant à « structurer les médecines complémentaires et alternatives ». Une semaine plus tard, plusieurs députés de la majorité, dont Agnès Firmin-Le Bodo, déposaient une proposition de résolution visant à transformer l'A-MCA en une « agence gouvernementale ». Mais elle n'est pas la seule élue de la majorité à sembler soutenir ces pratiques. Sandrine Josso, députée Modem de la septième circonscription de la Loire-Atlantique, recevait en 2023 Alain Toledano à l'Assemblée pour « une discussion sur la médecine intégrative ». Rebelote l'année suivante : elle faisait alors partie de l'organisation d'un cycle de conférences sur la Santé intégrative qui s'est tenu à l'Assemblée nationale en 2024, en partenariat avec l'Institut Rafaël. Et de remettre le couvert, toujours avec les mêmes partenaires quelques mois plus tard, pour une session sur les maladies chroniques au Palais Bourbon.

Mais revenons à l'A-MCA, dont le lobbying paraît encore plus fructueux. En février 2022 – soit en pleine campagne électorale –, Véronique Suissa organisait une rencontre avec le président candidat au siège de la majorité présidentielle. Une demi-journée pour réfléchir à « la place des médecines complémentaires dans le domaine de la prévention et dans la prise en charge des personnes âgées ». L'occasion pour Emmanuel Macron de proposer à l'autre représentant de l'A-MCA, Serge Guérin, la nomination en tant que référent officiel « bien vieillir » dans la campagne présidentielle. Une deuxième rencontre a eu lieu début avril, à quelques jours du premier tour. Entre-temps, Serge Guérin a nommé Véronique Suissa co-relais pour porter la thématique du vieillissement dans la campagne. Leur rôle : faire remonter des propositions afin d'alimenter le programme présidentiel. Quelques mois plus tard, une fois le président élu, l'A-MCA organisait à l'Assemblée nationale une rencontre autour du « bien grandir, bien vivre et bien vieillir » en lien avec les approches complémentaires. Si Emmanuel Macron n'est pas forcément friand des « médecines douces », ces attentions portées aux représentants du secteur montrent qu'il n'y voit pas pour autant un danger.

Peut-être même y voit-il un intérêt électoraliste. Particulièrement populaires, ces pratiques jouissent d'une image inoffensive, tournée vers le bien-être et la bienveillance. En 2023, 70 % des Français ont une bonne image des thérapies alternatives et 57 % d'entre eux considèrent qu'elles sont, de façon générale, au moins aussi efficaces que la médecine classique[1]. Et un Français sur deux dit y avoir recours. Les condamner, ce serait potentiellement froisser une partie de la population : le jeu n'en vaut pas la chandelle. En atteste une colère présidentielle, fin 2018. Au mois de mars de la même année, cent vingt-quatre professionnels de santé publient dans *Le Figaro* une tribune contre les « médecines alternatives ». Ils y appellent notamment à ne plus rembourser « par les cotisations sociales les soins, médicaments ou traitements issus de disciplines refusant leur évaluation scientifique rigoureuse ». Comprendre, entre autres, l'homéopathie. La polémique enfle, des milliers de scientifiques et médecins se rallient au mouvement et une évaluation est demandée à la Haute Autorité de santé (HAS). Sauf que, peu après, commence la crise des Gilets jaunes, qui atteint son paroxysme à l'approche de 2019. À ce moment-là, il ne fallait pas envenimer la situation. « Vous n'allez pas emmerder les Français avec l'homéopathie ! », hurle le président en Conseil des ministres lorsque le sujet du déremboursement arrive sur la table.

L'année suivante, la HAS concluait que « ces médicaments n'ont pas démontré scientifiquement une efficacité suffisante pour justifier d'un rembour-

1. Voir Odoxa, « Les Français et les thérapies alternatives », sondage commandé par l'Unadfi, 17 mai 2023.

sement », amorçant un déremboursement progressif, finalement acté en 2021. Probablement pas à la suite de l'insistance du président, donc. Autant dire qu'en plus d'avoir des relais parmi la majorité, les lobbyistes de la « santé naturelle » jouissent a minima de la complaisance démagogique de l'Élysée. D'autant que ces pratiques plaisent désormais autant à des électeurs de gauche que de droite et des extrêmes.

Prenons la droite. En mars 2024, Laurence Muller-Bronn, sénatrice Les Républicains du Bas-Rhin, appelait à suivre l'exemple de « nos voisins allemands et suisses, ainsi qu'une majorité de pays occidentaux » qui « ont développé avec succès à l'hôpital et en soins ambulatoires, depuis de nombreuses années déjà » la médecine intégrative. Soit l'accès aux pratiques de soins non conventionnelles. En octobre 2024, l'Organisation de la médecine naturelle et de l'éducation sanitaire se félicitait d'avoir été reçue au Sénat par la même élue… qui était même présente aux assises des pratiques complémentaires organisées par Médoucine en février 2025, dont l'objectif était de discuter de l'intégration des pratiques « dans les parcours de soins et les politiques de santé publique ».

UNE ADHÉSION TRANSPARTISANE

Chez les macronistes, ne dites pas « médecines douces », mais plutôt « santé intégrative », jolie expression façonnée par les fers de lance des pratiques non conventionnelles pour conquérir un public plus urbain, porté sur le bien-être et la médecine personnalisée. Il s'agit de s'éloigner de l'image alternative portée par les soutiens historiques de ces pratiques – la gauche écologiste –, qui relient souvent le recours aux « médecines traditionnelles » à la nature, à la spiritualité, à la nécessité de la décroissance… Un pari réussi pour les centristes et la droite, qui se sont démarqués de ces défenseurs historiquement ancrés à gauche. Mais ces derniers existent toujours ! Chez Les Verts, par exemple, Michèle Rivasi – ancienne députée de la Drôme, décédée en 2023 – a longtemps incarné la tendance anti-médecine de l'écologie. Successivement membre du Parti socialiste et d'Europe écologie-Les Verts (EELV), elle a longuement défendu l'homéopathie et milité pour qu'elle soit une matière obligatoire des études de médecine. Autre exemple flagrant : lors des élections législatives de 2022, la candidate du même parti dans la deuxième circonscription des Yvelines, Maïté Carrive-Bédouani, assurait dans son programme que « les suites de la pandémie nécessitent […] pourquoi pas un recours à certaines médecines douces ».

Le recours aux pratiques non reconnues est particulièrement marqué dans des territoires ruraux reculés, souvent électeurs de gauche. C'est le cas dans l'Ariège, le sud de la Lozère, les Cévennes et à l'est de la Drôme, le Diois. Lors des élections européennes de 2024 débouchant sur la dissolution de l'Assemblée nationale, ce territoire faisait partie des rares zones à ne pas avoir placé le Rassemblement national (RN) en tête. Au milieu du raz-de-marée bleu marine, cette poche de taches vertes (Marie Toussaint, EELV), roses

(Raphaël Glucksmann, PS) et rouges (Manon Aubry, LFI), détonnait. De fait, ce territoire phare des pratiques alternatives en santé est un bastion écolo depuis les années 1970 et l'arrivée de néoruraux. Dans les années 1980, la vallée de la Drôme, de Crest à Die, devient d'ailleurs la BioVallée, projet dont l'objectif ambitieux était d'atteindre 50 % d'agriculture bio et 100 % d'énergie renouvelable, tournant ainsi le dos au productivisme. Voire, pour certains habitants du territoire, à la prise régulière de médicaments considérés comme superflus, à certaines vaccinations… Philosophie décroissante et écologie alternative pour une partie de la gauche, complaisance électoraliste pour la Macronie : chacun a ses raisons d'embrasser la naturopathie.

À L'ASSAUT DE L'EXTRÊME DROITE ET DU COMPLOTISME

Depuis la crise sanitaire, les pratiques non conventionnelles se sont aussi rapprochées des milieux d'extrême droite. Les conspirationnistes, pour qui la pandémie était une supercherie, se sont éloignés des différents discours d'autorité – politiques, médicaux, scientifiques, médiatiques… Pas question pour eux d'accepter la vaccination ou autre mesure prônée par les mêmes qui ont façonné le récit du Covid-19. Durant la pandémie, les pratiques alternatives sont devenues une forme de résistance face aux différents « pouvoirs » et aux intérêts économiques. Selon Agnès Buzyn, médecin et ministre de la Santé de 2017 à

2020, les mouvements d'extrême droite et de médecine parallèle « se rejoignent sur la défiance envers les élites. » « D'un côté et de l'autre, ce sont des personnes allergiques à toute obligation. Les groupes qui s'en prennent à la sphère de la zététique et des fact-checkeurs sont toujours des anti-système qui nous associent à une parole officielle, étatique, que je n'ai pas l'impression d'incarner », livre Thomas Durand, docteur en biologie, vulgarisateur aux manettes de la chaîne YouTube La Tronche en Biais. Les « médecines douces » prennent ainsi leur place dans le paysage politique. Une illustration parfaite de cette proximité avec les extrêmes est le positionnement de Casasnovas et ses proches. Derrière la plateforme de prise de rendez-vous avec des pseudo-praticiens Holitime, promue par Casasnovas, on trouve deux de ses soutiens de premier plan : Johann Fakra et un certain Matthieu.

Fondateur du média alternatif *Quartier libre TV*, Johann Fakra est le fidèle intervieweur de Casasnovas, mais aussi de Louis Fouché, ancien médecin réanimateur des hôpitaux de Marseille décrié pour ses prises de position anti-vaccin. En 2018, une enquête parue dans *Le Monde* révélait qu'il était l'auteur d'une trentaine de sites « alternatifs », diffusant des fausses informations et des théories complotistes : cadoitse-savoir.fr, tranchederire.fr[2]… Le second soutien de Casasnovas – un ingénieur informatique prénommé

2. Adrien Sénécat, « "Ça doit se savoir", "Alter Santé", "Libre Info" : un seul homme derrière un réseau de désinformation » [en ligne], *Le Monde*, 13 novembre 2018.

Matthieu (aucune information n'est disponible sur son nom) – a donné naissance en 2020 à la plateforme CrowdBunker, un site d'hébergement de vidéos « alternatif » qui diffuse également des contenus complotistes. « Holitime ne sera que le premier arbre à émerger dans la grande forêt que nous ambitionnons de cultiver ensemble. Cette initiative marque le début d'un mouvement plus large, où nous, tous ensemble, ferons pousser une forêt de projets, de collaborations et d'idées qui transformeront notre réalité actuelle », écrivait Johann Fakra sur les réseaux sociaux pour le lancement de la plateforme. « Holitime se positionne comme un outil stratégique pour contourner les directives des institutions telles que l'OMS, le ministère de la Santé et les ARS, offrant un accès direct à des professionnels de la santé naturelle et du bien-être », indiquent les fondateurs d'Holitime lors d'une interview donnée en 2024 à Mike Borowski, ancien membre de l'UMP désormais figure de proue de l'extrême droite et animateur de la chaîne Géopolitique Profonde, site conspirationniste. Suivront-ils pour autant le parti politique anti-système lancé par Thierry Casasnovas ? Annoncé sur sa chaîne YouTube en 2024, le programme du mouvement « Vivants » est simple : « Si nous faisons le choix de nous lever et de refuser les diktats d'un état corrompu, alors rien ne pourra nous arrêter. »

Les pratiques non conventionnelles jouissent désormais d'une réelle existence politique. Et tant qu'aucun gouvernement ne fera de la santé sa priorité – avec un programme politique solide et un vrai financement de notre système hospitalo-universitaire – ces pratiques continueront de s'imposer dans les débats. « Cette situation est la conséquence de petites lâchetés successives », accuse Agnès Buzyn. À commencer par l'arrêté ministériel pris par Georgina Dufoix en 1984, alors ministre des Affaires sociales et de la Sécurité nationale et soutien des médecines alternatives, autorisant le remboursement de préparations homéopathiques. Puis la reconnaissance, en 2002, du titre d'ostéopathe, malgré le manque de preuves scientifiques de son efficacité et le fait que les praticiens n'ont pas le statut de professionnel de santé. « C'est devenu normal d'emmener son bébé chez l'ostéo », lance Fantine, médecin généraliste et vulgarisatrice sur sa chaîne YouTube Fantine & Hippocrate. En décembre 2024 pourtant, l'Académie de médecine dénonçait l'inefficacité, voire les dangers, de l'ostéopathie « viscérale et crânienne » chez le nouveau-né[3]. De renoncement en renoncement, l'État est devenu impuissant face à toutes ces pratiques alternatives.

3. « L'ostéopathie "viscérale et crânienne" chez le nouveau-né : une pratique qui interroge » [en ligne], communiqué de l'Académie nationale de médecine, 3 décembre 2024. Disponible sur : academie-medecine.fr.

10.

L'État passif

Faut-il absolument raconter son histoire, même si cela implique de ressasser un souvenir encore douloureux ? Le dilemme a longtemps hanté Sabine. Faut-il qu'elle se remémore à nouveau que sa cousine – sa cadette de six mois, avec qui elle a grandi – est décédée, peu avant ses 45 ans ? Qu'elle ne s'est pas simplement endormie sur un oreiller – « tout le monde croit ça », s'indigne Sabine – mais qu'il y a eu des hurlements, de la douleur et une solitude indicible. Se taire, ce serait enfouir sa souffrance et la rendre plus sourde. Et laisser d'autres personnes livrées à elles-mêmes, sans les prévenir du danger que les « médecines douces » peuvent leur faire courir.

Il y a une dizaine d'années, la cousine de Sabine apprend être atteinte d'un cancer du sein. Influencée par des amis, elle se laisse embarquer par les préceptes d'Irène Grosjean. « Une descente aux enfers », se souvient Sabine. La naturopathe refuse de voir les radios montrant la progression de la tumeur et assure que les huiles de lavande, les hydrolats de romarin, ainsi que les jeûnes et les lavements permettraient d'en venir à bout. Sa cousine se met alors à y croire. « La peur, le choc » face à la maladie, analyse-t-elle aujourd'hui. Et surtout, les gens veulent vivre. Alors ils s'accrochent aux promesses, tout en se disant que personne ne peut être malveillant au point de faire miroiter la guérison à des malades. Après avoir suivi les conseils d'Irène Grosjean, la cousine de Sabine n'effectue plus de prises de sang, plus de traitement, plus de suivi. « J'ai bataillé cinq ans pour la sortir de là, rien n'a marché, se désole la jeune femme endeuillée. Dès que je parvenais à déconstruire une croyance, une autre apparaissait à la suite d'un mail, d'un appel téléphonique. » Ainsi elle observe sa cousine commander des infusions de gui en Belgique et les machines qui vont avec… En plus de « coûter une fortune », la méthode Grosjean prend un temps fou. « On passe sa vie à chercher comment s'alimenter », commente Sabine.

Pendant ce temps, la maladie s'aggrave sans se montrer. Du moins, pas à ses proches. « Elle nous a menti pour nous protéger, elle savait ce qui se passait », assure Sabine. À un moment, ils parviennent à la convaincre de faire quelques tests : les métastases sont bien là. « Elle a appelé Irène Grosjean. Je ne sais pas ce qu'elle lui a dit mais ça a forcément été violent, car je n'en ai plus jamais entendu parler », se souvient Sabine. Une fois, elle a demandé à sa cousine si elle avait des nouvelles de la naturopathe. « Oh non, elle n'est pas bonne en communication », a vite écourté l'intéressée. Les chimios reprennent alors. Trop tard. « C'est insupportable de mourir en sachant s'être condamné soi-même », déplore Sabine. Sa cousine lui ment pendant les deux petites années qu'il lui reste à vivre. Commence une période – si longue et rapide à la fois – durant laquelle la mort envahit progressivement son corps. Une partie de son entourage lui dit que suivre ces préceptes, « c'est n'importe quoi », mais ils ne font rien de plus, si ce n'est renforcer sa solitude. Alors que d'autres estiment que « ça ne fait pas de mal, de boire un jus ». « La pandémie a débuté, j'étais à l'étranger, je n'avais pas le droit de revenir et de partager ces moments-là avec elle », déplore Sabine. Elle la reverra peu avant son décès, en juin 2021.

En écartant le patient du système de santé, les « médecines alternatives » peuvent le priver d'un digne accompagnement en fin de vie. « Il n'y a personne autour, pas d'infirmier, d'aide-soignante à domicile, de nutritionniste, d'accompagnement à l'hôpital… », indique Sabine. Personne non plus pour faire la toilette ou pour l'installation d'un lit médicalisé. Au désespoir et à la douleur physique s'ajoute alors l'isolement. « Ces pseudo-thérapeutes ne pensent pas à la solitude », accuse Sabine. Après la mort de sa cousine, elle a passé une année presque sans sortir de chez elle. À cause de la douleur, de la culpabilité, la fatigue… Le temps pour elle d'intégrer que ce combat-ci a été perdu et que l'une des seules choses à en tirer est de faire en sorte d'éviter d'autres drames semblables. Raconter, témoigner, prévenir, alerter. « Alors, oui, il faut mettre tout ça en lumière. Il faut que chacun sache que les pseudo-médecines, cela veut parfois dire mourir seul. »

* * *

Après m'avoir raconté son histoire, Sabine m'a parlé de sa colère. En santé publique, on parle de « décès évitables » pour évoquer ces disparitions que des politiques de prévention ou des mesures sanitaires auraient pu empêcher, comme les campagnes de sensibilisation aux accidents de la route, les obligations de réduction des émissions polluantes… Le décès de sa cousine n'était peut-être pas évitable mais il était probablement « retardable ». Pourtant, rien n'a été fait pour l'en préserver. En plein débat sur la prise en charge de la fin de vie et l'accompagnement en soins palliatifs, elle s'est retrouvée privée d'un soutien physique et psychique précieux. Sans que personne – si ce n'est ses proches – ne la prévienne et tente de la réinsérer dans un parcours de soins.

« Ça fait plus de vingt ans que le problème des médecines alternatives existe. Je suis sous le choc de la lenteur des institutions », assène Sabine. Et le terme est faible. « Il y a des pratiques qu'on a signalées plusieurs fois et pour lesquelles il ne se passe rien. C'est le cas de la kinésiologie : elle a encore une fiche ROME, ce qui veut dire qu'elle est répertoriée par France Travail », accuse Pascale Duval, représentante de l'Unadfi. Depuis l'explosion des alertes en

2020, certains politiques ont bien tenté de prendre le problème à bras-le-corps mais ils se sont retrouvés freinés, soit par l'inertie de l'administration, soit par l'entrisme de certaines organisations. La situation de la Miviludes est de loin l'illustration la plus criante de ces lourdeurs administratives et de ces sous-financements. Menacée de disparition en 2017, elle est placée depuis 2019 sous l'égide du ministère de l'Intérieur. Selon de nombreux acteurs du secteur de la lutte anti-secte, cela signe le début de son détricotage.

Autrefois souverain, l'organisme dépend désormais d'un millefeuille administratif. Entre le ministère de l'Intérieur et la Miviludes, il y a le Comité interministériel de la prévention de la délinquance et de la radicalisation (CIPDR) et son secrétaire général, Christian Gravel. La machine s'enraye. Sauf qu'en 2020 la pandémie de Covid-19 arrive, faisant exploser le risque sectaire du fait des confinements et de l'isolement social. Le rapport d'activité 2021 de la Miviludes devait paraître début 2022, il a fallu attendre le mois de novembre. Au total, ils ne sont plus qu'une dizaine de salariés à suivre les milliers de saisines reçues chaque année, à lancer et approfondir les enquêtes, monter des missions de prévention, former des fonctionnaires… Ce qui a fini par épuiser la magistrate Hanène Romdhane, à la tête de l'organisme depuis avril 2021 jusqu'à sa démission en 2022. Particulièrement appréciée par les associations de lutte anti-secte, elle a déployé toute son énergie à faire de la Miviludes un réel pilier contre les dérives sectaires, notamment dans le domaine de la santé.

Son départ a signé une tragique réalité : le renforcement de l'institution n'est jamais arrivé.

LE MIRAGE DE L'ENCADREMENT

C'est dans ce contexte particulièrement instable que Sonia Backès, secrétaire d'État à la Citoyenneté de 2022 à 2023, tente de mettre sur pied une véritable politique de lutte contre les dérives sectaires. L'affaire n'est pas simple : sa fonction, auprès du ministre de l'Intérieur Gérald Darmanin, représente une couche supplémentaire du millefeuille. Début 2023, elle annonce le remplacement d'Hanène Romdhane par un autre magistrat, Donatien Le Vaillant. Mais Sonia Backès tient à frapper un grand coup : elle connaît bien les dérives sectaires puisque sa mère, décédée en 2022, a passé une grande partie de sa vie embrigadée par la scientologie[1]. « Elle voulait surtout laisser son nom sur un projet du gouvernement », siffle un ancien haut placé de l'administration. Sincère ou non, elle organise en mars 2023 avec Donatien Le Vaillant les toutes premières assises nationales des dérives sectaires à Beauvau.

L'événement est une réussite : plusieurs ministères sont représentés, avec la majorité des associations antisecte – l'Union nationale des associations de défense des familles et de l'individu victimes de sectes (Unadfi), le Centre contre les manipulations mentales (CCMM),

1. Florence Méréo, « "Ma mère était scientologue" : Sonia Backès, de l'emprise à la lutte contre les dérives sectaires » [en ligne], *Le Parisien*, 9 mars 2023.

le Centre national d'accompagnement familial face à l'emprise sectaire (Caffes) et le Groupe d'étude des mouvements de pensée en vue de la protection de l'individu (Gemppi). Des victimes, professionnels de santé et experts judiciaires ont également répondu présents. Mais une prise de parole, à la fin de la première journée de rencontre, plonge la salle entière dans un malaise palpable. Devant tous les acteurs de la lutte anti-secte, Agnès Firmin-Le Bodo annonce « le lancement d'un comité d'appui pour l'encadrement des pratiques non conventionnelles de santé ».

Depuis sa proposition et résolution, la députée est devenue ministre déléguée chargée de l'Organisation territoriale et des professions de santé. L'objectif de la structure est de lister les bonnes et les mauvaises pratiques entre naturopathie, sophrologie, fasciathérapie, reiki, biomagnétisme, lithothérapie, ondobiologie, néochamanisme, etc., et de presser leur évaluation scientifique. Il s'agit en réalité d'une resucée du groupe d'appui technique (GAT) dédié à la prise en compte des pratiques non conventionnelles à visée thérapeutique (PNCVT) fondé en 2009 par la direction générale de la Santé (DGS). Celui-ci devait permettre de distinguer les pratiques prometteuses de celles dangereuses, sans finalement déboucher sur des avancées notables.

QUOI, ENCORE L'A-MCA ?

Si l'annonce a déplu, c'est que l'ambition du comité ressemble curieusement à celle de l'A-MCA, dont le rapport 2021 intitulé « Asseoir les pratiques complémentaires adaptées et lutter contre les méthodes alternatives » proposait de « structurer le champ des médecines complémentaires et alternatives ». En reconnaissant certaines pratiques officiellement, l'association espère « encourager l'intégration en milieu sanitaire ». D'autres fers de lance des pratiques alternatives tiennent le même discours : l'encadrement, c'est la sécurité. Le Syndicat des professionnels de la naturopathie ne demande guère plus. « Effectivement, ce n'est pas agréable pour moi de vous dire ça, mais oui, tant que l'État ne légifère pas [...] n'importe qui peut s'improviser naturopathe. [...] On veut que ce soit réglementé », martelait Alexandra Attalauziti le 13 janvier 2023 sur BFM TV, après le décès d'un participant lors d'un stage d'Éric Gandon. « Je ne voudrais pas revenir un jour sur ce plateau et entendre qu'il y a de nouveau des décès », lançait-elle, sous-entendant que la légitimation de certaines pratiques serait la seule solution. Il y aurait donc les dangereux et les non dangereux, les commerciaux et les non commerciaux, mais jamais... les efficaces.

La première réunion du comité d'encadrement est fixée au 28 juin 2023. Sont conviés les différents ordres des professions de santé, l'Agence nationale de sécurité du médicament et des produits de santé (ANSM), la Haute Autorité de santé (HAS), des associations de patients et de victimes, le collectif NoFakeMed... mais pas la Miviludes. « Quelques jours avant la réunion, nous avons appris que la Miviludes n'avait pas reçu d'invitation », confie un administratif du ministère de l'Intérieur. Les Ordres et les associations enragent. D'autant plus que l'A-MCA en fait partie. Le cabinet d'Agnès Firmin-Le Bodo rétropédale, la Miviludes est finalement conviée et le doute jeté sur l'événement. À part l'A-MCA, la majorité des autres participants ne regarde pas ce comité d'un bon œil. Dans différents médias, des acteurs de la santé alertent sur le risque de légitimer des pratiques inefficaces – si ce n'est dangereuses. La ministre déléguée précise alors : il s'agit justement d'étudier scientifiquement les potentiels bénéfices. « Sauf qu'il y a tellement de pratiques et que d'autres apparaissent en permanence, qu'évaluer tout cela paraît illusoire », regrette Mathieu Repiquet, membre du collectif NoFakeMed. Alors, pourquoi le gouvernement prend-il cette direction ?

« À partir du moment où l'on officialise une pratique alors qu'elle n'a pas de bienfaits démontrés, c'est forcément qu'il y a un intérêt », accuse Pascale Duval, porte-parole de l'Unadfi. D'après elle, lors de la dernière réunion du comité d'encadrement à laquelle assiste Agnès Firmin-Le Bodo en tant que ministre, « elle a compris que les dangers n'étaient que rarement immédiats, mais qu'ils surviennent davantage sur le long terme ». Et que le seul tri qui vaille est celui de la démarche scientifique : une pratique peut être reconnue si son bénéfice est démontré, qu'il s'agisse d'une technique, d'un médicament, d'un massage… Même point de vue au Gemppi : « Réguler n'aurait pas eu de sens. Ce serait comme réguler les sectes ! C'est un cheval de Troie », lance le président Didier Pachoud.

Après quelques réunions, le comité d'encadrement n'a finalement abouti à rien, si ce n'est avoir dépensé beaucoup d'énergie pour peu de résultats. Agnès Firmin-Le Bodo a quitté le ministère de la Santé en janvier 2024 sans avoir pu aller au bout de ses travaux. Bonne ou mauvaise nouvelle ? Impossible à savoir. Peut-être que les arguments des acteurs antisecte auraient permis de faire de ce comité une réelle arme ; peut-être que l'A-MCA aurait obtenu gain de cause. Depuis, le ministère de la Santé a connu une valse de locataires, au gré des démissions, dissolutions… Et aucun des successeurs d'Agnès Firmin-Le Bodo n'a repris le sujet, alors que l'A-MCA, elle, continue ses activités, allant jusqu'à organiser le tout premier congrès national de santé intégrative (CNSI) au premier trimestre 2026.

UNE STRATÉGIE DE LUTTE CONTRE LES DÉRIVES SECTAIRES

Les assises contre les dérives sectaires ainsi que le travail de plusieurs organismes – notamment la Miviludes et le Secrétariat d'État à la citoyenneté – ont tout de même permis quelques avancées. En novembre 2023, peu après la démission de Sonia Backès après sa défaite aux élections sénatoriales en Nouvelle-Calédonie, son successeur, Sonia Agresti-Roubache, annonçait une nouvelle stratégie de réponse aux dérives sectaires. Pour lutter contre celles-ci, sur Internet et les réseaux sociaux, la méthode est de mettre en place « un circuit de signalements de contenus illicites ou encore l'éducation à l'esprit critique ». Sonia Backès et ses équipes ont donc orienté le texte de loi vers la création d'un nouveau délit. Jusqu'ici, la justice devait s'en remettre principalement à l'exercice illégal, faute de caractérisation plus précise. Ainsi en juillet 2023, un homme se présentant comme naturopathe a été reconnu coupable d'exercice illégal de la profession de diététicien et condamné à quatre mois d'emprisonnement avec sursis et une interdiction d'exercer toute activité médicale ou paramédicale, ainsi que toute pratique s'y apparentant pendant cinq ans. Sujet d'une condamnation similaire en septembre 2023, l'accusé s'est vu interdire l'exercice de toute profession médicale ou paramédicale.

En mai 2024, la loi de lutte contre les dérives sectaires instaure un nouvel article pénalisant « la provocation, au moyen de pressions ou de manœuvres réitérées, de toute personne atteinte d'une pathologie à abandonner ou à s'abstenir de suivre un traitement médical thérapeutique ou prophylactique, lorsque cet abandon ou cette abstention est présenté comme bénéfique pour la santé de la personne concernée alors qu'il est, en l'état des connaissances médicales, manifestement susceptible d'entraîner pour elle, compte tenu de la pathologie dont elle est atteinte, des conséquences particulièrement graves pour sa santé physique ou psychique[2] ». Le délit est désormais puni d'un an d'emprisonnement et de 30 000 euros

2. Article 223-1-2 du Code pénal.

d'amende. La loi instaure aussi une obligation pour les parquets de prévenir les ordres des professionnels de santé des condamnations, même non définitives, des professionnels soumis à leur contrôle, ainsi que de leur placement sous contrôle judiciaire, dès lors que certaines obligations sont visées – notamment une interdiction professionnelle. « En 2022 et 2023, je pense que l'État s'est décarcassé. Ils ont tout fait pour s'attaquer à la problématique, estime Didier Pachoud, du Gemppi. Mais ensuite, on est entrés dans une période de restriction budgétaire, et tous les efforts ont été balayés… »

RETARD, RETARD…

Pour un ancien responsable proche du secrétariat d'État à la citoyenneté préférant garder l'anonymat, le projet de loi a manqué sa cible. « On a un énorme Code pénal, il est largement suffisant. Créer des délits ne changera rien, tant qu'un ne repère pas déjà tous les existants », accuse le connaisseur. De fait, un tour sur certaines plateformes comme Médoucine ou Holitime permet de suspecter un certain nombre d'exercices illégaux de la part de pseudo-praticiens qui ne seront probablement jamais inquiétés. Or cette loi, malgré ses atouts, ne s'attaque pas à la racine du problème.

Avant même sa promulgation, les dangers des « médecines douces » commençaient à être de mieux en mieux appréhendés par la justice. Déjà, car l'Ordre des médecins prend désormais la problématique plus au sérieux. « Certains juges savent rapidement ce qui est médical ou non, ils sont plus techniciens qu'il y a quelques années », estime un connaisseur du milieu juridique. Les scandales particulièrement médiatisés de certains praticiens sont passés par là. De quoi déceler plus rapidement les inepties d'un pseudo-thérapeute pendant son audience. Le principal enjeu était-il donc de créer un nouveau délit ? Allons plus loin : l'exercice illégal de la médecine porte sur le fait d'établir des « consultations verbales ou écrites ou par tous autres procédés quels qu'ils soient ». Ce qui est la base de la naturopathie et des autres « médecines douces ». Lors de leurs audiences, nombre de thérapeutes, souvent innocemment, expliquent recevoir des clients à qui ils détectent telle ou telle pathologie. Ils avouent donc, parfois sans le savoir, être coupables d'exercice illégal de la médecine !

De même, l'établissement d'un diagnostic, si l'on n'est pas professionnel de santé, est illégal. Mais prenons l'iridologie, pratique qui consiste à observer l'œil du client pour « appréhender le bien-être général ». Ceci revient donc à poser un diagnostic, et donc à être dans l'illégalité. « En allant au bout de la logique, on pourrait considérer que ces pratiques sont illégales en soi », constate notre connaisseur du milieu juridique. Lors d'un délibéré de juillet 2023 sur l'exercice illégal de la diététique, la cour a rappelé « qu'aucun diplôme [...] ne permet sur le territoire d'exercer légalement comme "naturopathe" pour la bonne et simple raison que cette activité est "non incluse dans l'exercice médical français", et qu'il ne s'agit pas non plus d'une activité paramédicale permettant une prise en charge "encadrée" et légale de la santé humaine ».

« Si la répression des fraudes poursuivait toutes les pratiques frauduleuses et si on poursuivait tous les naturopathes pour exercice illégal de la médecine, la pharmacie ou la diététique, il n'en resterait plus beaucoup », ironise la jeune médecin Fantine, créatrice de la chaîne YouTube Fantine & Hippocrate. Pourtant, l'État semble particulièrement pressé de ne pas s'attaquer au problème. Tout en cautionnant – voire favorisant – certaines pratiques, n'y voyant pas le danger.

11.

L'État complice

Coucy-le-Château-Auffrique, une bourgade d'un millier d'habitants dans les Hauts-de-France, possède un centre de santé depuis 2021. Dans ce territoire rural, l'affaire était loin d'être simple, mais la mairie y a mis de l'énergie et les praticiens ont pu s'installer dans les locaux accolés à l'hôtel de ville. Entre une sage-femme et une kinésithérapeute, les habitants peuvent désormais profiter d'ateliers de sophrologie de l'association Sophro Z'aisne ou de séances d'énergétique traditionnelle chinoise. Mieux encore, grâce aux « heures citoyennes » organisées avec l'association Être et partage, « toute personne peut accéder à des soins alternatifs sérieux tout en prenant soin de la commune de Coucy[1] ». Deux heures données à la ville, ce sont deux heures offertes pour un rendez-vous

1. Présentation des « heures citoyennes » sur le site Internet de l'association : etreetpartage.fr.

avec un « pro de la médecine chinoise ». Le seul bémol est que les séances ne se font plus au centre municipal de santé mais en cabinet, à un petit quart d'heure à pied.

Et les témoignages sont alléchants. « Après une explication de ce qu'était une heure citoyenne, j'ai trouvé l'idée géniale, très ouverte et inclusive. Cela donne un accès à tous à une médecine alternative, peu importe votre porte-monnaie. Un soin contre du temps, qu'est-ce qui pourrait être plus juste ? », indique une nouvelle habitante en 2022. Même écho pour Bruno, qui n'a eu qu'à planter des tulipes autour de la mairie pour décrocher une consultation avec Laurence, alias Lô, praticienne en shiatsu, « ethno médecine chinoise », massage, « ateliers cosmétiques », etc. « Après un entretien pour cibler vos maux, le shiatsu commence, dure environ une heure trente, massage des points d'acupuncture en relation avec les organes à traiter ; vous repartez avec une sensation de bien-être et quelques minuscules aiguilles bien placées », raconte l'heureux participant sur le site de l'association. « Ça permet de se soigner autrement, de faire autre chose que de manger des cachets. On prend soin de toi, tu prends soin de la commune », confie Lô, la créatrice du partenariat.

Pour la maire de la commune, Sophie Boutroy, ce partenariat avec l'association Être et partage n'est pas un substitut à des consultations médicales. « On est bien conscients que les habitants veulent de vrais médecins, pas des méthodes alternatives, insiste-t-elle. Mais on a créé un centre de santé, ce qui veut dire que la mairie a embauché un médecin, une infirmière en pratique avancée, une kiné… Et on ne trouve pas de généraliste supplémentaire, même à l'étranger, alors qu'on en manque encore. » Un praticien en ethnomédecine chinoise c'est mieux que rien, non ?

* * *

À force de ne rien faire, on devient complice. C'est ce qui arrive à nos institutions face à ce sujet si complexe. Les dangers auxquels les pratiques alternatives peuvent exposer le grand public sont trop peu appréhendés et expliqués, elles continuent donc de proliférer et de jouir de l'aide de l'État et des collectivités. La création de centres ou de maisons de santé dans plusieurs communes attire ainsi de nombreux pseudo-praticiens. Coucy-le-Château-Auffrique en est un exemple criant.

Si une mairie investit dans ce type de structure, il arrive qu'elle peine ensuite à rentrer dans ses frais. Et si personne ne s'installe dans les locaux, la commune ne perçoit pas les loyers sur lesquels elle comptait. Alors mieux vaut un magnétiseur qu'un cabinet vide ! Un phénomène étroitement lié à la désertification médicale, quand près de 6 millions de Français n'a pas de médecins traitants. Cette pénurie se remarque particulièrement dans les territoires ruraux, là où les pseudo-praticiens sont le plus présents. À Charnay, dans le Rhône, l'équipe communale a inauguré une maison de santé en 2023 et félicité le magnétiseur et la naturopathe qui y ont posé bagage. Pour le maire, l'établissement est « le plus gros projet qui a été mené à bien » par la ville. 847 000 euros de dépenses, dont près de la moitié a été apportée par des aides publiques : 140 000 euros par le département du Rhône, 130 000 euros par la région Auvergne Rhône-Alpes et 92 000 euros au titre de la dotation pour équipement des territoires ruraux[2].

GRÂCE À L'ARGENT PUBLIC…

Même scénario à Chomérac, en Ardèche, où l'inauguration de la maison de santé en janvier 2022 relevait presque de l'exploit. Dans un département où il n'y a que 2,3 médecins pour mille habitants (soit bien au-dessous d'une moyenne nationale déjà basse, établie à 3,4), l'établissement compte quatre généralistes. « Sans cette maison de santé, je ne sais pas si Chomérac aurait encore un médecin aujourd'hui », s'enorgueillit François Arsac, le maire. À leurs côtés un dentiste, un psychiatre, un pédiatre, deux kinés, des infirmières, des sages-femmes, des orthoptistes… Plusieurs spécialistes – notamment un urologue et un gastro-entérologue – viennent également une fois par semaine de l'hôpital de Privas, situé à quelques kilomètres. Mais l'addition est salée : 3 millions d'euros ont été nécessaires pour faire sortir le bâtiment de terre. Bien plus qu'à Charnay, où le chantier a pu

2. Martine Blancho, « Charnay a sa maison de santé » [en ligne], *Le Patriote Beaujolais - Val de Saône*, 27 février 2023.

se faire dans une grange inutilisée. L'État a abondé autour de 700 000 euros, la région Auvergne Rhône-Alpes a contribué à hauteur de 200 000 euros et le département Ardèche autour de 150 000 euros. Quant à la commune de Chomérac, elle a dû faire un emprunt de 700 000 euros. Alors pour le rembourser, la mairie a intérêt à remplir les vingt et un cabinets : tous occupés, ils généreraient près de 150 000 euros par an. C'est ainsi qu'exercent au premier étage un praticien de médecine chinoise, un hypnothérapeute, un naturopathe ou encore un sophrologue. Pourtant, ces communes sont souvent les plus volontaires et actives sur le sujet de l'accès au soin.

Les équipes municipales bataillent régulièrement pour permettre l'ouverture de centres ou de maisons de santé. Parfois, ces mêmes équipes souhaitent organiser des événements de prévention santé mais ne trouvent pas de spécialistes disponibles. C'est ce qui est arrivé à Frespech, dans le Lot-et-Garonne, en 2024, quand la commune organisait sa toute première édition d'Octobre rose. Au programme de la journée de sensibilisation aux ravages du cancer du sein : découverte de la sophrologie, coaching, art-thérapie, kinésiologie, iridologie… Bilan de l'événement : des dizaines de participants, venus également d'autres communes.

Une récompense à toute l'énergie investie par le maire, Jean-Victor Delapart, pour parvenir à organiser cette journée dans une zone « où les médecins manquent cruellement ». Ce type de campagne permet de rappeler l'importance du dépistage, mais il y a un risque que les habitants se tournent un jour vers ces pseudo-praticiens si la maladie les touche. Si l'on part du présupposé que la majorité de la population va vers ces pratiques alternatives, ne vaudrait-il mieux pas qu'elles soient encadrées par un établissement et un professionnel de santé pouvant prévenir les dérives potentielles ?

MÉDECIN OU PAS MÉDECIN ?

« Le risque, c'est que cela érode la barrière entre soin et bien-être », indique Clément, du collectif L'Extracteur, à *Marianne*[3]. Ce qui est particulièrement inquiétant est que ces pseudo-praticiens exercent parfois aux côtés de médecins ou autres professionnels de santé, rendant particulièrement floue la distinction entre santé et bien-être pour certains patients. Ainsi à Douchy-Montcorbon, dans le Loiret, le généraliste de la maison médicale, ouverte depuis 2022, travaille aux côtés d'un étiopathe assurant avoir un champ d'action très large : troubles urinaires, digestifs, ORL… Pareil à Courtry, en Seine-et-Marne, où le pôle santé héberge un kinésiologue et une naturopathe depuis 2023.

Pourtant, la loi proscrit ce mélange des genres. « Le Code de la santé publique indique que seuls des professionnels médicaux et des auxiliaires médicaux (ainsi que des pharmaciens pour les maisons de santé)

---

3. Margot Brunet, « Quand nos campagnes font le lit des "médecines douces" », *Marianne*, nº 1443, 8 novembre 2024.

peuvent faire partie des maisons [...] et centres de santé », confirme la direction générale de la Santé auprès de *Marianne*. Précisément pour éviter que « la présence de médecins [serve] de caution et [entretienne] une certaine confusion sur leur champ d'exercice », comme écrivait dès 2012 l'Ordre des médecins à propos des maisons pluriprofessionnelles de santé. Ainsi, lorsque des personnes atteintes de pathologies se retrouvent chez un kinésiologue plutôt que chez un rhumatologue, cette confusion donne gage de sérieux aux pseudo-praticiens, ce que certains recherchent à tout prix. Selon la Miviludes, entre 2021 et 2024, « l'installation de centres de bien-être où peuvent se côtoyer professionnels de santé et intervenants en bien-être sans distinction franche et évidente pour l'usager » fait partie des évolutions les plus préoccupantes de ce secteur des pratiques alternatives.

Du côté de l'Ordre des médecins, on assure prendre le problème très au sérieux. « Nous informons les médecins de leur devoir d'éviter toute confusion, que les salles d'attente ou secrétariats ne peuvent pas être partagés », se défend René Labarrière, président de la section exercice professionnel du Conseil national de l'Ordre des médecins, toujours auprès de *Marianne*. « Ce n'est pas toujours de la faute du médecin. Dans la très grande majorité des cas, ils ne pensent pas à mal, et les pseudo-praticiens se sont potentiellement installés après eux », justifie Claire Siret, présidente de la section santé publique du Conseil national de l'Ordre des médecins. Face à l'ampleur du problème, il serait, selon eux, impossible de tout contrôler. « On ne peut pas être derrière tout ce qui se passe, ajoute-t-elle. Mais dès qu'un cas est signalé, on vérifie, on contacte le médecin, on renvoie à l'Ordre au niveau départemental. » La DGS, quant à elle, rapporte qu'une « communication à destination du grand public, mais aussi des professionnels de santé et des collectivités, est en cours d'élaboration afin d'alerter sur les risques liés au recours à ces pratiques dès lors qu'elles font état d'allégations thérapeutiques ».

LE SOUTIEN DE FRANCE TRAVAIL

Tous ces pseudo-médecins peuvent aussi compter sur le soutien de France Travail, qui finance leurs formations. « Tout est vibration, des atomes aux galaxies, les cellules comme les étoiles vibrent. [...] La vibration est le lien ultime qui nous relie en unifiant les champs énergétiques. [Une] formation sur trois jours vous permettra de maîtriser différentes techniques vibratoires. » Voilà la description du programme « Diapasons thérapeutiques », dispensé par l'Institut Cassiopée dans les Yvelines et consultable sur le site de l'ex-Pôle Emploi. Dans une enquête parue en mars 2025 dans *Marianne*[4], le journaliste Thomas Rabino raconte que cette formation est facturée 625 euros et qu'elle est « susceptible d'être prise en charge par France Travail, comme plus de quatre mille six cents offres tout aussi farfelues référencées sur son portail Internet : naturopathie,

4. Thomas Rabino, « "Une formation douteuse peut aisément passer entre les mailles du filet" : quand France Travail finance l'ésotérisme fumeux » [en ligne], *Marianne*, 3 mars 2025.

fasciathérapie, bioénergie, iridologie, massage ayurvédique abhyanga, magnétisme, psychogénéalogie, radiesthésie, soins au bol Kansu, gua sha et autres pseudo-médecines dénuées de toute assise scientifique ».

Comment expliquer cela ? Tout simplement car l'accès au référencement sur France Travail « se révèle simplissime », explique Thomas Rabino. Pour commencer, il faut appartenir au réseau des Carif-Oref, les organismes chargés d'inventorier l'offre des formations. Pour être répertorié, certains critères – administratifs uniquement – doivent être respectés, mais il n'y a pas d'analyse du contenu. La formation doit également être certifiée Qualiopi, label qui s'obtient sans grande difficulté (comme nous l'avons vu précédemment). L'inventaire des Carif-Oref est ensuite repris par France Travail, le tout certifié Qualiopi ! Cette problématique tient surtout au manque de moyens de la Délégation générale à l'emploi et à la formation professionnelle (DGEFP), dont les conséquences se font ressentir bien au-delà de la question des pratiques alternatives en santé. Avec un nombre insuffisant d'agents, impossible de faire face à l'explosion du nombre de formations en bien-être, naturopathie, et autre santé naturelle.

Pire, certains organismes gonflent leurs prix lorsque France Travail met la main au porte-monnaie. C'est ce qu'a fait le Cenatho, vous savez, ce centre de formation créé par Daniel Kieffer, naturopathe « réputé » qui conseillait de suivre un protocole précis pour faire tomber la fièvre : « Un bain à deux degrés sous la température corporelle, une douche rectale froide, et des linges frais sur la tête. » Dans ce centre, « une même formation de naturopathe, facturée 11 850 euros à Paris à une personne s'autofinançant, coûte 14 600 euros lorsque c'est France Travail qui paie », explique Thomas Rabino. « C'est normal, on doit remplir des dossiers », lui a répondu l'organisme. En 2023, le chiffre d'affaires du Cenatho avoisinait les 2 millions d'euros. Un bilan fortement aidé par France Travail, qui offre un argument marketing de poids pour convaincre les aspirants pseudo-praticiens.

Il est difficile de connaître le montant total d'argent public perçu par ces établissements privés formant au bien-être, mais on peut suivre le nombre d'inscriptions : d'après l'enquête de Thomas Rabino, près de cinq cents nouveaux praticiens ont été formés en 2024 aux frais du contribuable.

12.

La lutte citoyenne s'organise

Mathieu sourit. « Je vous assure, je ne suis pas un dogmatique qui mène un combat aveugle. Je ne suis d'ailleurs pas "anti approche complémentaire" par principe, j'étudie simplement le phénomène de manière objective », affirme-t-il, limonade à la main. Il en faudra un peu plus pour m'enlever cette impression. Mathieu a 26 ans et a passé plusieurs années à épier des naturopathes, des iridologues, ou encore à éplucher des présentations de pseudo-praticiens sur Médoucine. Il est incollable sur le sujet.

La preuve ? Si on lui demande de raconter des choses choquantes découvertes ces derniers temps sur les réseaux sociaux – il suit des centaines de comptes de pseudo-praticiens, histoire d'être sûr de ne passer à côté de rien –, il sort son portable pour montrer quelques captures d'écrans, avant de s'excuser : « J'en ai des milliers sur mon ordi, mais je n'ai pas pu le ramener avec moi, et puis de toute façon, je n'ai pas fait le tri. Ce serait une tâche de Sisyphe : le temps d'en trier cent, mille nouvelles seraient apparues. » Donc oui, il est difficile de me sortir de la tête l'idée qu'il n'est pas un peu obsessionnel. Sinon, pourquoi passer tant de temps à dénoncer les pratiques non conventionnelles ?

« Parce que j'ai vu dans ma chair qu'il fallait améliorer la médecine conventionnelle si on voulait éviter que les charlatans prolifèrent », résume-t-il derrière ses lunettes noires. Avant de développer. Au lycée, il commence à avoir des problèmes de santé. « J'ai passé des années en errance médicale, avec des douleurs inexpliquées », raconte le jeune homme. On lui suggère alors d'aller voir un ostéopathe. « C'est un proche qui me l'a conseillé et je sais bien que c'était par bienveillance », nuance-t-il pour le disculper. Le praticien utilisait la pseudo-méthode du décodage biologique, qui repose sur l'idée que chacun de vos symptômes est le résultat d'une émotion. Chou blanc. Mathieu consulte ensuite un « médecin homéopathe quantique » qui lui parle « de chakras, tout ça ». Puis un autre médecin qui utilise un pendule pour détecter de potentielles carences. « En quelques mois, j'ai fait le tour de ce qu'il y a de pire », raconte-t-il.

C'est alors le « déclic ». Pour le jeune homme, les questions s'amoncellent. « Comment peut-on être médecin et croire à ça ? Qui sont ceux qui adhèrent à l'iridologie, ou au décodage biologique ? » Peut-être que s'il avait eu « une vie normale – et d'ailleurs j'aurais bien aimé », Mathieu serait rapidement passé à autre chose. Mais une fois le baccalauréat passé, les douleurs continuent, s'aggravent. « J'avais mal, alors les médecins me shootaient. J'ai été déscolarisé pendant quatre ans. » Qu'il passe, en partie, à se renseigner, à mettre des mots sur les biais cognitifs, à s'intéresser à l'esprit critique. Lorsqu'il décide d'entamer des études de médecine, il continue à mener ses enquêtes sur la galaxie des « médecines douces ». « Ça me plaisait de faire ça, alors je m'y suis mis à fond », raconte-t-il. Il rejoint le collectif NoFakeMed et ses enquêtes commencent à faire parler. Il s'attaque notamment à Médoucine, le fameux « Doctolib des médecines douces », aux pratiques frauduleuses de laboratoires de compléments alimentaires, à l'anthroposophie… « Mais petit à petit, forcément, je me lasse. Ce n'est pas à moi d'y passer tout ce temps, c'est à l'État. Pourtant, on a beau signaler, faire tout ce qu'on peut, il ne se passe jamais rien parce que les institutions judiciaires n'ont pas le temps de se plonger dans cette problématique. Alors les charlatans ont le champ libre pour arnaquer les patients », s'agace-t-il, le regard assombri pendant un court instant. Le temps de reconnaître qu'il « aimerai[t] bien faire autre chose de ses week-ends ».

Lassé, mais pas désespéré. « C'est par souci éthique que je fais cela, je ne peux pas supporter qu'on puisse arnaquer des personnes malades », reprend-il rapidement. Justement parce qu'il connaît cet état, la vulnérabilité, la rancune envers le corps médical qui ne donne qu'une envie, l'éviter. « J'ai été confronté à la maladie. J'ai vu à quel point c'est déprimant, accablant lorsqu'un médecin, par manque d'humilité, par refus de dire “je ne sais pas”, nous oriente mal, et qu’on se retrouve sans solution, insiste Mathieu. Alors, je n’idéalise pas la médecine, loin de là. Je pense qu’il y a trop de prescriptions, parfois un manque d’humanité, et souvent peu de considération de l’état global de la personne. » Il refuse en revanche la double peine de patients qui, se sentant trop peu considérés, se retrouvent dans les griffes d’une nébuleuse qui en veut surtout à leur porte-monnaie. Aujourd’hui, Mathieu Repiquet est en double cursus médecine et santé publique. « Et je compte dédier une partie de ma carrière à ces pratiques alternatives, j’ai envie de les étudier à travers tous les prismes : clinique, statistique, juridique, sociologique, politique, philosophique… », décrit-il.

* * *

Le collectif L’Extracteur, la jeune médecin derrière la chaîne YouTube Fantine & Hippocrate, les professionnels de santé de NoFakeMed, le compte X anonyme « Un réa de quartier », Sohan Tricoire, Hugues Gascan qui préside le Groupe d’étude du phénomène sectaire (GéPS) les membres des associations telles que l’Unadfi, le Gemppi, le Centre contre les manipulations mentales (CCMM)… Si l’État est au minimum passif devant le fléau des pratiques non conventionnelles, l’acharnement de certains citoyens – dont cette liste est loin d’être exhaustive – est inversement proportionnel. Une grande, voire la majeure partie, des informations, du moins des pistes qui m’ont permis d'en rassembler, proviennent de ces associations, collectifs, anonymes, qui d'eux-mêmes ont décidé d'alerter. Ils se retrouvent alors à pallier les carences de la répression des fraudes pour épingler les laboratoires ou pseudo-praticiens, du ministère de la Santé pour sensibiliser les professionnels, des différents Ordres pour sanctionner... À force, ces praticiens ont fini par susciter une réaction, non pas des autorités, mais de citoyens déterminés à dénoncer leurs potentiels dangers. Souvent parce qu'ils ont eux-mêmes, à l'instar de Mathieu Repiquet, côtoyé de près ou de loin ce milieu des médecines douces. Au même titre, d'ailleurs, que les praticiens construisent souvent leur exercice autour du récit originel d'une maladie ou d'une souffrance, dont ils auraient guéri grâce à la pratique qu'ils recommandent ainsi désormais.

Thierry Casasnovas serait la preuve vivante que le crudivorisme est particulièrement efficace, puisque cela lui aurait offert la guérison de la salmonellose et d'une tuberculose, voire d'hépatite C ou de pancréatite aiguë. Même procédé du récit dont vous êtes le héros pour Jessie Inchauspé, l'auteure du best-seller, *Faites votre glucose révolution,* dans lequel elle prétend livrer « la formule scientifique efficace pour perdre du poids et retrouver [son] énergie ». L'ouvrage débute par le récit d'un accident qui lui explosa les vertèbres alors qu'elle n'avait que 19 ans, et dont elle se serait relevée grâce à la fameuse méthode qu'elle nous livre. Citons encore Natacha Calestrémé, nouvelle égérie du bien-être et auteure de *La clé de votre énergie*, qui se serait sortie d'une « descente aux enfers » grâce, je vous le donne en mille, à la clé qu'elle donne dans son livre ! Un déclencheur des deux côtés, donc, sauf que les « lanceurs d'alerte », eux, n'en font pas un argument marketing.

D'ADEPTE À « LANCEUR D'ALERTE »

Parmi eux, Didier Pachoud. « J'étais adepte des évangélistes pentecôtistes, je m'intéressais aux origines de la Bible, etc. », raconte l'intéressé. Les prédicateurs de courant évangélique, en progression à travers le monde, glissent parfois vers les dérives sectaires. Comme beaucoup d'autres associatifs dans ce domaine, le fait d'avoir suivi tout un processus pour se sortir d'un groupe l'a mené à son engagement. En 1988, il créait ainsi le Gemppi, devenu depuis l'une des principales associations de lutte contre les dérives sectaires. « Ces dernières années, la santé et le développement personnel ont explosé parmi les motifs de signalement. Parfois, on est alertés parce qu'un proche remarque qu'un malade refuse ses traitements », raconte-t-il.

Ces dérives thérapeutiques sont donc devenues le cœur du travail de l'association, qui recueille nombre de témoignages permettant de mieux comprendre comment se construit l'embrigadement, mais surtout d'accompagner autant que possible les victimes et leurs proches. Le Gemppi a également établi une charte, accessible aux associations marseillaises, pour prévenir toute dérive. Plus largement, les associations comme le Gemppi, le Caffes, l'Unadfi et le

CCMM, sont la principale source de signalements à la Miviludes. Ce sont ces remontées qui permettent à l'organisme de produire ses rapports, de saisir l'ampleur du problème, et parfois de poursuivre les personnes concernées.

Sohan Tricoire, ancienne naturopathe, a ainsi commencé à alerter sur les dangers des formations de naturopathie quand elle exerçait cette pratique. Elle a pris conscience du fait que les premières victimes de cette escroquerie sont les nouveaux praticiens eux-mêmes, dupés par leur apprentissage. « On nous promet que c'est un métier d'avenir, mais j'ai passé quatre ans et demi de galère financière, au RSA », raconte-t-elle. Si les étudiants apportent chacun des milliers d'euros par an aux écoles, une fois formés, ils se retrouvent souvent sans clients, le marché étant saturé des centaines de nouvelles personnes sans cesse formées, et souvent persévérantes car attachées à la philosophie des « médecines douces ». « La grande majorité pense être dans le vrai et mener un combat particulièrement noble et altruiste pour une autre approche de la santé, plus humaine », décrit Sohan Tricoire. Comme elle, beaucoup se tournent vers ces formations car ils cherchent leur voie et veulent aider. Parce qu'un jour, un « truc fait tilt » et qu'on se dit : « Il est temps que je fasse quelque chose de ma vie. » C'est ce parcours, d'adepte à « lanceur d'alerte », qui permet à cette ancienne praticienne de dénoncer davantage les formateurs que les formés, souvent complices malgré eux.

Ce fut aussi le cas de Clément, qui a mis un pied dans la sphère avant de la dénoncer. « Je suis passé par une grosse phase conspirationniste, pendant laquelle je suivais Dieudonné, Alain Soral et toute la galaxie de la fachosphère », explique-t-il. Au milieu des années 2010, cet étudiant en biologie devient végétalien et peine à trouver « des ressources vraiment scientifiques et fiables sur la manière de changer son alimentation ». Rapidement, il tombe sur le conseiller le plus en vogue : « Thierry Casasnovas, sourit Clément. Et je suis entré dans le tunnel. » Il ne voit pas tout de suite comment le youtubeur mêle le vrai et le faux et écoute longuement la star des végans. « Je n'ai pas eu de problème de santé, je ne suis victime de rien », précise-t-il d'emblée ; ce sera tout de même le point de départ de son engagement pour la lutte contre la désinformation en santé. Comme Didier Pachoud ou Mathieu Repiquet, il sait comment le piège peut se refermer et l'esprit critique s'annihiler. Désormais enseignant de sciences de la vie et de la terre (SVT) en lycée, il est l'un des créateurs, en 2019, du collectif L'Extracteur.

LA RIPOSTE S'ORGANISE

À cette période, plusieurs internautes s'étranglent en entendant les inepties de Thierry Casasnovas – des bras qui peuvent repousser, une alimentation crue qui permet de venir à bout de tumeurs… Petit à petit, les uns et les autres échangent. Il y a Clément, mais aussi Fiona, docteure en biologie, ou encore Antoine, informaticien. La petite bande axe ses premiers contenus sur des compilations des plus grosses absurdités du gourou du cru. « Au début, on se moquait de sa figure d'autorité, sans vraiment apporter d'argument et montrer les dangers », se souvient Clément. Durant le premier confinement, la stratégie change et L'Extracteur décide de détricoter minutieusement l'histoire de guérison de Casasnovas. « On a tout mis à plat et on s'est dit qu'à chaque vidéo, on allait essayer de démonter un des piliers de cette croyance », explique Clément. La presse embraye, leurs enquêtes sont reprises, la machine est lancée et ne se limite plus à la superstar de la santé naturelle : les Grosjean y passent ensuite, comme d'autres figures. Le collectif décrypte également les préceptes de la naturopathie ou encore les liens avec l'extrême droite. C'est notamment à eux que l'on doit la prouesse d'avoir obligé Doctolib de retirer de son annuaire tous les pseudo-praticiens, envoyant un signal particulièrement fort à cette galaxie. C'est d'ailleurs un autre anonyme, le propriétaire du compte X « Un réa de quartier », qui a continué à lancer l'alerte, même après le ménage fait par Doctolib, en pointant sur les réseaux sociaux des profils douteux encore disponibles. Pendant des mois, celui-ci a posté régulièrement des exemples d'ostéopathes, parfois de médecins, proposant des pseudo-thérapies farfelues.

Le travail parallèle de plusieurs anonymes a aussi mis au goût du jour le manque de contrôle de la plateforme Médoucine. Comme celui de Mathieu Repiquet, qui a épluché les profils des pseudo-praticiens pour détecter des suspicions d'exercice illégal, ou celui de Fantine, jeune médecin généraliste qui a lancé la chaîne de vulgarisation Fantine & Hippocrate. En 2021, alors que les dirigeants de la plateforme assuraient vérifier que les pseudo-praticiens inscrits à leur annuaire avaient tous des « certifications », cette dernière s'était fait passer pendant plusieurs semaines pour une naturopathe. Avec un faux certificat, elle avait pu aller jusqu'à la finalisation de l'inscription, montrant le peu de vérifications de la légitimité des pseudo-thérapeutes disponibles sur le site. Elle fait aussi partie de ceux qui ont alerté sur le Cumic et son entrisme dans le monde universitaire.

SAUF QU'ILS NE PEUVENT PAS TOUT FAIRE !

Le point commun à tous ces « lanceurs d'alerte », en dehors des associations anti-secte : ils œuvrent en très grande majorité en ligne. À la fois car c'est sur la toile que se trouvent les plus grosses aberrations et que l'audience peut rapidement exploser, mais aussi car c'est là que la balance entre médecine et pseudo-théories en tous genres est la plus déséquilibrée. Cherchez « santé » sur n'importe quel réseau social, vous tomberez en premier lieu sur des personnes qui n'ont pas la moindre formation reconnue. « Peu de médecins vraiment sérieux font des vidéos de vulgarisation sur YouTube », regrette Fantine. C'est ce qui l'a poussée à se lancer. En plus de contenus de vulgarisation, par exemple sur le fonctionnement du vaccin anti-bronchiolite ou le mécanisme du stress, elle déconstruit aussi les mensonges des charlatans de la santé.

Début 2025, elle s'intéresse aux huiles essentielles au bureau. Quelques semaines plus tôt, elle s'attaquait aux partenariats commerciaux entre laboratoires et pseudo-thérapeutes. Se concentrer sur ce canal est donc aussi une manière d'y rééquilibrer – du moins, de tenter – la qualité de l'information. Mais une poignée de vulgarisateurs ne peut rien contre des vagues de charlatans de la santé, encore moins contre les algorithmes des réseaux et moteurs de recherche qui favorisent des contenus certes dangereux, mais davantage appréciés par le public. « C'est désespérant, les géants du Web ont complètement abandonné toute idée de modération. Pendant le Covid, YouTube avait fait des conférences pour dire qu'ils allaient lutter contre la désinformation. On attend encore », fustige Clément, de L'Extracteur.

Alors qu'en ligne le combat a des allures de David contre Goliath, il est encore plus déséquilibré ailleurs. Car le plus grand risque d'éloignement de la médecine, le moment de bascule, se fait souvent non pas sur Internet, mais dans l'intimité de la rencontre entre un malade et un pseudo-praticien. Or les « lanceurs d'alerte », au même titre que les associations antisecte, n'y ont pas accès. Ils ne peuvent pas intervenir sur ces échanges ou forcer ces personnes à consulter les contenus disponibles sur Internet pour sensibiliser aux risques de dérives thérapeutiques.

Une autre limite : audience oblige, les acteurs de la lutte contre la désinformation en santé dénoncent le plus souvent les « célébrités » des pratiques alternatives, parce qu'ils ne peuvent pas pointer tous les propos ou actes dangereux des centaines, voire milliers, de pseudo-thérapeutes qui quadrillent le territoire. « De toute façon, on ne veut pas donner de visibilité à des inconnus », ajoute Antoine, de L'Extracteur. Parler d'un Thierry Casasnovas permet de démonter les aberrations des pseudo-thérapies sans mettre en avant des pseudo-praticiens. Mais le collectif craint que la démarche ne devienne, à force, contre-productive. En épargnant ces praticiens, ils leur laissent aussi l'occasion de se dédouaner. « Des pseudo-thérapeutes se servent maintenant de Thierry Casasnovas pour s'en distinguer. Ils disent qu'il est dangereux, alors qu'eux ne le sont pas, raconte Clément. Ils jettent les éléments les plus indésirables sous le train, et continue[nt] tranquillement [leur] business. » Souvent, il n'est pourtant guère complexe de montrer que ces praticiens moins connus ne sont pas moins problématiques.

AU RISQUE D'ABANDONNER...

« Le vrai problème, ce n'est plus Thierry Casasnovas. C'est plus largement la légitimation croissante de la médecine intégrative, les réseaux de plus en plus fournis d'organisations comme l'A-MCA, la proximité avec certains politiques », tonne Mathieu Repiquet. Face à l'ampleur du phénomène, lui comme les autres reconnaissent volontiers que l'engagement de quelques citoyens ne suffit plus et que la situation peut s'aggraver. Plus il y a de pseudo-praticiens formés, plus le marché est saturé, plus le risque de dérives est grand. « Ils sont [...] en concurrence les uns avec les autres, et c'est ce qui en pousse certains à aller vers des pratiques de plus en plus dangereuses », avertit Daniel, l'un des membres de L'Extracteur. Pour attirer davantage de clients que ses confrères, un naturopathe a tout intérêt à surenchérir sur sa capacité à offrir la guérison.

Faut-il pour autant jeter l'éponge face à cette situation ? « Je suis une éternelle optimiste, assure la jeune médecin de Fantine & Hippocrate. Optimiste, mais pragmatique. Ce n'est pas nous, youtubeurs, qui allons faire basculer l'opinion politique sur ce sujet. Je finis par me résigner à l'idée qu'il faudra un drame thérapeutique pour que cela arrive. »

13.

Pour éviter les drames

Lorsque j'avais vu Sophie en juillet 2021, la maladie avait déjà creusé sa chair jusqu'à faire jaillir ses os. Pourtant, ses croyances restaient imperturbables. Elle refusait les traitements des médecins et mangeait toujours aussi peu, seulement des légumes crus. Alors deux ans et demi plus tard, quand j'ai rappelé la personne qui nous avait mis en contact, j'ai tout de suite su. C'était évident. Sophie était morte. La grimace que j'ai laissé s'échapper n'était pas de la stupéfaction mais de la colère. Il valait mieux l'intérioriser plutôt que de le faire ressentir par la longueur d'un silence ou un énervement dans la voix. Ne pas faire entendre que je trouvais cette situation injuste, mais surtout absurde, délirante, irrationnelle. Peut-être parce qu'elle était évitable. Sophie est décédée il y a deux ans et depuis, les pseudo-thérapies se sont imposées partout.

J'ai cru quelque temps qu'à force de m'intéresser à ce sujet, je ne verrais plus que cela. Comme une obsession. En réalité, ce sont les « médecines douces » qui sont partout. Rien qu'au premier trimestre 2025, Sud Radio a diffusé un entretien avec la directrice d'une « formation naturopathe reconnue » pendant que *Le Figaro* publiait un article sur les « formations d'excellence en naturopathie et soins naturels ». Plus affligeant encore, France Bleu et son émission du 11 mars au titre éloquent : « La Naturopathie : plus qu'une pratique, une façon de vivre ! » Quant à *Ouest-France*, ils relaient même les conseils d'une naturopathe : « Penser à prendre soin de soi, à tous les âges de la vie. »

Vous pouvez désormais trouver n'importe où un salon nature, santé et bien-être, parfois soutenu par les collectivités. Bientôt, vous pourrez même faire un jeûne « encadré ». Buchinger Wilhelmi, le groupe phare en termes de jeûne thérapeutique, projette d'ouvrir sa première clinique en France, près de Nice. De nombreuses villas, quatre-vingt-huit chambres et des cures à plusieurs milliers d'euros : faut-il encore le rappeler, pour ne rien manger. Oui, mais sur la Côte d'Azur ! La holding allemande de la maison-mère continuera ainsi de s'engraisser : elle dispose déjà de 50 millions d'euros d'actifs.

Plusieurs journalistes dépeignent pourtant le même fléau. Dans les colonnes du *Parisien*[1], Nicolas Berrod décrit en mai 2025 une infiltration dans les hôpitaux et raconte que certains services du Samu

1. Nicolas Berrod, «"La nature a horreur du vide" : quand les médecines douces s'infiltrent dans les déserts médicaux », *Le Parisien*, 23 mai 2025.

redirigent les patients vers des coupeurs de feu, censés éliminer les douleurs des brûlures en apposant leurs mains. Mais le mouvement n'est pas près de ralentir. Il pourrait même accélérer grâce au coup de pouce de l'Association française de normalisation (Afnor) : organisation chargée – sous tutelle du ministère de l'Industrie – de définir officiellement nos critères de qualité, les règles, les normes… En avril 2025, elle a travaillé main dans la main avec les principales organisations professionnelles de naturopathie – la Féna, l'Omnes, l'APHN, l'Afnat, l'APNF ou le SPN – pour établir un projet de standardisation de la pratique. Le doux rêve des pseudo-praticiens. D'ici fin 2025, l'Afnor pourrait publier officiellement cette norme pour la naturopathie. Une étape décisive dans la reconnaissance d'une pratique au mieux inefficace, au pire dangereuse.

* * *

Comment éviter que des personnes soient prises dans un engrenage mortifère ? Il y a des mesures évidentes à mettre en place, ou au contraire à éviter. La normalisation envisagée par l'Afnor en fait évidemment partie. Avec ce projet, l'organisme souscrit au lobbying des structures de représentation des « médecines douces » qui prétendent que les pratiques ne sont pas dangereuses. Mais aucune norme ne peut garantir qu'aucun discours hostile à la médecine n'est partagé lors d'une consultation. Le problème de la naturopathie ne réside pas simplement dans ses dérives : cette pratique est problématique car elle dévalorise – c'est sa raison d'être – la démarche scientifique. Et surtout, inoffensif ne veut pas dire efficace. Ne pas faire de fausse promesse à un malade ou ne pas l'éloigner du corps médical est une chose, lui apporter un quelconque bienfait en est une autre. Il faudrait donc éviter de légitimer et d'offrir toujours plus de crédibilité aux pseudo-thérapies. Cela supposerait aussi de s'attaquer aux remboursements des mutuelles. En effet, à partir de 2026, les agents de l'Éducation nationale devront cotiser à une complémentaire couvrant les « médecines douces » suite à un contrat passé avec la MGEN et CNP Assurances.

Une alerte a été lancée en mai 2025 par des soignants, notamment le collectif NoFakeMed, les conseils de l'Ordre des masseurs-kinésithérapeutes, des sages-femmes et des pédicures-podologues, dans une tribune publiée par *L'Express*[2]. Ils redoutent que cette prise en charge renforce « auprès du grand public le sentiment que ce sont des soins efficaces, alors qu'ils relèvent du choix individuel et non de la solidarité nationale ». Avis que la MGEN ne semble pas partager. En 2024, la mutuelle écrivait sur les réseaux sociaux que « les médecines douces ont beau se développer en France, leur prise en charge par la Sécurité sociale est quasi inexistante », semblant ainsi regretter le manque d'investissement de l'Assurance maladie.

---

2. Tribune, « Non au remboursement des pseudothérapies : l'appel de soignants pour une santé fondée sur les preuves, par un collectif de soignants et d'experts », *L'Express*, 5 mai 2025.

Voilà donc l'urgence : ne pas s'enfoncer davantage en renforçant la reconnaissance de pratiques infondées. Mais la problématique est désormais bien plus importante et stopper l'influence des lobbies des pseudo-médecines n'est plus suffisant. Certains de leurs objectifs sont déjà atteints, comme effacer les frontières entre santé et bien-être. Prenons l'ostéopathie : depuis 2002, la pratique est encadrée et donc souvent prise en charge par les mutuelles... mais pas par la Sécurité sociale, puisqu'elle n'a pas de bienfait prouvé et qu'il ne s'agit pas d'une profession de santé. Qu'est-ce donc que l'ostéopathie ? Allez savoir. D'un point de vue du droit, c'est une pratique floue ; d'un point de vue scientifique, une pratique clairement inefficace. De même, pourquoi est-il autorisé de parler de « médecine douce » ou de « médecine chinoise » ? Pour pouvoir utiliser le titre de « médecin », il faut être diplômé d'un doctorat en médecine, mais il est possible de se présenter comme « praticien en médecine chinoise » car le terme « médecine » n'est pas encadré. Certains se disent même « docteur » alors qu'ils ne sont pas diplômés en médecine mais en biologie, ou une quelconque autre discipline.

C'est ce type d'ambiguïté qu'il faut balayer en délimitant définitivement ce qui relève du bien-être et ce qui relève de la médecine. Les pseudo-thérapies ne sont ainsi pas des « médecines douces » puisque ce ne sont pas des médecines. Elles ne peuvent pas être remboursées puisqu'elles n'ont pas démontré leur efficacité. Elles ne peuvent s'intégrer dans un parcours de soins qu'en complément, au même titre que n'importe quelle autre pratique de bien-être. C'est d'ailleurs ce qu'appellent de leurs vœux plusieurs anciens ministres de la Santé, à l'instar de François Braun : « Certaines de ces pratiques peuvent aider, notamment pour la prévention et le bien-être. Mais il faut être clair, les utiliser en dehors de l'hôpital », confie-t-il. « Il faut une démarcation très nette des rôles de chacun, c'est aussi simple que ça », insiste Didier Pachoud, fondateur du Gemppi, l'une des principales associations anti-secte.

Parmi les quelques consensus qui avaient émergé du Groupe d'encadrement mis en place par Agnès Firmin-Le Bodo en 2023 figurait notamment la nécessité de réglementer le terme « médecine ». Mais après son départ du ministère de la Santé, les travaux sont restés en suspens. « Le cabinet d'Agnès Firmin-Le Bodo était très volontaire sur cette question. Après leur départ, ça n'a pas suivi », se souvient un personnel du ministère. D'autant que deux mois plus tôt, en octobre 2023, Sonia Backès quittait le secrétariat d'État à la Citoyenneté. Elle était aussi particulièrement impliquée dans la lutte contre les dérives en santé et avait porté l'organisation des premières assises des dérives sectaires en mars 2023. « Sonia Backès était proactive, et elle avait le soutien de Gérald Darmanin », se souvient un proche du ministère de l'Intérieur auprès duquel est placé le secrétariat d'État à la citoyenneté. Avec le départ de ces deux femmes, les ambitions se sont essoufflées, la crise du Covid-19 s'est éloignée et la lutte contre la désinformation en santé s'est affaiblie. Seules certaines mesures de la stratégie nationale de lutte contre les dérives sectaires ont été appliquées, notamment la mise en place de réseaux référents au sein des Agences régionales de santé (ARS), chargés de recevoir les signalements problématiques et de relayer la politique du ministère.

ARRÊTER DE SE RENVOYER LA BALLE

Depuis, les institutions se renvoient la responsabilité de la mise en place de mesures. « Pour moi, c'est au ministère de la Santé de distinguer santé et bien-être », avance le proche du ministère de l'Intérieur. Le code de la santé publique régit les activités de soins : est-ce donc à lui de définir les contours de la nébuleuse du bien-être ? Ne serait-ce pas plutôt au ministère du Travail, puisqu'il s'agit d'encadrer des professions ? Au ministère de la Santé, on cherche aussi la bonne formule. « La direction générale de la Santé (DGS) est sensible à ce sujet, mais il y a plusieurs problématiques qui se mélangent… Des pratiques frauduleuses, mais dans ce cas, c'est au ministère de l'Économie de s'en charger ; de l'exercice illégal de la médecine, mais ça relève alors de la justice… Il y a des titres protégés, comme ostéopathe… Mais dans ce cas, certains qui n'ont pas le diplôme requis se disent "ostéothérapeutes" », souffle notre salarié anonyme du ministère de la Santé. Et de reprendre : « Il faut aussi faire le ménage dans les annuaires, Doctolib mais aussi Maiia ou KelDoc, sur lesquels des professionnels de santé proposent encore des pratiques non reconnues. »

Alors à qui revient ce travail de fourmi ? Une feuille de route a été remise à la direction générale de la Santé pour mettre en place différents projets, mais les financements adéquats manquent encore. Parmi eux, la création d'un « dérivomètre », qui donnerait une indication sur l'attitude et les propositions du praticien. Les différentes pratiques seraient placées sur cette échelle, afin de permettre aux utilisateurs de savoir s'il faut ou non se méfier. Mais la DGS assure manquer de financements pour diffuser cet outil. Charge aux Ordres de le faire connaître auprès des professionnels de santé, puis des patients. Autant dire qu'il ne rencontrera probablement pas la notoriété du « violentomètre », dont il est inspiré, qui sensibilise aux violences conjugales. « Il n'y a pas de secret : ce qu'il faut, ce sont des moyens. Ne serait-ce que pour faire appliquer la loi. », raille un membre de l'Extracteur.

Avant même de faire évoluer la loi, encore faut-il faire appliquer les textes existants. Exercice illégal de la médecine, pratiques commerciales trompeuses, abus de faiblesse et provocation à l'abstention de soins : l'activité des pseudo-thérapeutes est souvent intrinsèquement illégale. Mais à cause d'un manque de moyens pour traquer les escroqueries et les dérives sectaires, la nébuleuse des pseudo-médecines répond rarement de ses actes. La Miviludes et la Ligue contre le cancer ont officialisé un partenariat en avril 2025 :

« L'objectif serait d'avoir, dans chaque département, un bénévole ou salarié de la Ligue sensibilisé à cette question de dérives en santé, et à qui la Miviludes a expliqué comment s'y prendre en cas de situation problématique », explique le président de la Ligue. Si un patient refuse des traitements ou des consultations, ses proches pourraient être conseillés sur la façon dont lui parler pour essayer de lui faire reprendre ses soins. Une démarche particulièrement intéressante. Mais l'idéal serait de disposer d'agents formés, sortes d'antennes locales de la lutte contre les dérives sectaires, pour diagnostiquer et mettre en avant les pratiques les plus dangereuses dans un territoire. Faute d'alertes, les faits sont trop peu souvent portés devant la justice.

COMPRENDRE LES ADEPTES

Quand la loi sera réellement appliquée, il restera toujours des partisans des pratiques alternatives. Moins, certes, mais le fait de ne plus pouvoir parler de « médecines douces » ne freinera pas l'engouement des plus convaincus. C'est pour cela qu'il me paraît impératif de comprendre d'où vient cette adhésion. Le fléau de ces pratiques ne ralentira pas tant que la confiance entre la population et le corps médical ne sera pas rétablie. L'accusation de « Big Pharma » est poussive, mais elle met en lumière une réalité, illustrée avec brio par la journaliste Anne Jouan et le professeur Christian Riché dans leur enquête *La Santé en bande organisée* (Robert Laffont, 2022) : certains médecins, voire institutions, sont liés à l'industrie pharmaceutique.

Alors pour contredire cet argument et empêcher aux charlatans de s'en servir, une seule solution : mettre un terme à ces conflits d'intérêts potentiels. « Là encore, l'Ordre n'agit pas suffisamment contre les liens entre les médecins et le privé », accuse la médecin Fantine, créatrice de Fantine & Hippocrate. Elle-même se souvient avoir été convoquée fin 2023 par le conseil départemental de l'Ordre après avoir dénoncé le paiement d'un médecin par Sanofi en échange de promotion d'un médicament. « Ils m'ont reproché mon manque de compagnonnage. On ne s'en sortira pas tant qu'on laissera les médecins se comporter comme ça », continue-t-elle. « C'est un point central : il faut garantir l'indépendance des professionnels de santé et des décideurs des laboratoires », corrobore Sohan Tricoire. Mais l'Ordre des médecins semble encore loin de prendre le problème à bras-le-corps.

À ce dégoût d'une médecine parfois influencée par des intérêts commerciaux s'ajoute un sentiment d'abandon du corps médical. Certains médecins adoptent une posture méprisante vis-à-vis de ces pratiques et de leurs adeptes, balayant leurs intérêts et leurs dangers. Les patients ne cherchent pourtant qu'une oreille attentive et finissent par se tourner vers les pseudo-thérapeutes, qui se targuent d'être moins dogmatiques et plus à l'écoute. « Tous les soignants doivent être sensibilisés, pour que les patients trouvent chez eux la même bienveillance que celle que les pseudo-thérapeutes leur offrent ou leur font miroiter », indique Sohan Tricoire. D'où la nécessité de sensibiliser les médecins à ce fléau, tout comme l'Ordre, qui peine à le prendre au sérieux. « En 2024, j'ai envoyé trois mails pour signalement d'exercice illégal », relate la médecin Fantine. Chaque fois, les conseils départementaux lui assurent s'en occuper. « Mais je n'ai jamais eu de nouvelles, je pense qu'ils s'en fichent et que cette problématique n'est pas importante pour l'Ordre », continue-t-elle.

Trop de médecins sous-estiment les dangers des fausses informations accessibles sur les réseaux sociaux. « Pendant nos études de médecine, on emmagasine des polycopiés pendant six ans, sans vraiment réfléchir. Ce sont des études très scolaires », continue Fantine, favorable à une formation à l'esprit critique. Tous les professionnels de santé gagneraient pourtant à savoir repérer les patients les plus à risque, et donc les plus enclins à se tourner vers des pratiques dangereuses. Par exemple, les femmes sont très sensibles aux pratiques non conventionnelles parce que les problématiques de santé qui les concernent sont souvent banalisées, ce qui offre un boulevard aux charlatans. Il y a aussi les personnes fragiles psychologiquement, car les psychiatres et psychologues sont trop peu nombreux. Ce sont des catégories particulièrement vulnérables car à la recherche de réponses à des questions parfois complexes à poser, dont il faut comprendre et décrypter les besoins sans stigmatiser. Si les campagnes de sensibilisation ne les ciblent pas, les stratégies de communication des pseudo-thérapeutes ne s'en privent pas. Les patients atteints de cancers sont ainsi particulièrement visés par les charlatans.

Depuis le début des années 2000, l'objectif du virage ambulatoire est de prendre plus en charge les patients en hôpital de jour, avec un retour à domicile la nuit. Si cela permet d'éviter une hospitalisation conventionnelle – qui rime souvent avec un éloignement de la famille –, c'est désormais le rapport avec les soignants qui manque. Ainsi, durant les mois que dure une chimiothérapie des malades se retrouvent chez eux, perdus dans la masse de précautions alimentaires et les effets secondaires parfois aussi stupéfiants que douloureux. Lorsque le lien avec l'hôpital devient trop distant, ils trouvent leurs réponses en ligne.

L'accompagnement par le corps médical est absolument nécessaire pour garder un patient dans le parcours de soins. Pour Agnès Buzyn, l'annonce de la maladie, voire des récidives, est également un moment charnière : « Dans ce moment si difficile, soit vous accordez votre confiance aux médecins, soit vous vous en éloignez. C'est là qu'on doit encadrer, répondre aux questions centrales, montrer qu'on est là pour combler les angoisses, autant qu'on peut. » Si la détresse d'un patient s'installe, les charlatans sauront en profiter. Le plan cancer 2009-2013 insistait notamment sur la nécessité d'élargir les compétences des infirmiers pour renforcer le dispositif de prise en charge des patients à ces moments cruciaux. « Le problème c'est qu'en face de nous, il y a certes des personnes physiques, mais surtout en ligne. Et elles promettent parfois n'importe quoi, assurent que le cancer est la manifestation d'un mal-être », s'alarme le président de la Ligue contre le cancer.

S'INTÉRESSER À CE QUI EST EFFICACE

Une fois ces précautions, mesures de prévention et sensibilisations actées, on pourra enfin s'intéresser à ce qu'il y a de potentiellement efficace dans ce grand bazar que sont les pratiques alternatives. Pour que la délimitation soit nette, il faut que les médecins ne soient jamais ambigus et que les pseudothérapeutes ne pratiquent que le bien-être. En faisant entrer ce qui est efficace dans le champ de la médecine, on retirerait toute possibilité aux charlatans de se targuer d'utiliser des méthodes « validées scientifiquement ». Il faut donc distinguer ce qui est utile de ce qui ne l'est pas. À mon sens, l'évaluation des « médecines douces » dans leur intégralité est un combat perdu d'avance. À l'image de la lutte contre le dopage, qui a systématiquement un temps de retard sur les fraudeurs. Le temps de mettre au point un procédé de détection d'un dopant, un autre est confectionné. Le temps d'évaluer une pratique complémentaire, une autre apparaît. « Déjà, il faudrait commencer par une question essentielle : faut-il évaluer ces méthodes ? », lance Mathieu Repiquet. Se poser cette question permettrait d'éviter de perdre un temps précieux. Il est fort probable que l'évaluation de disciplines comme la naturopathie ou la chiropraxie revienne à remplir le tonneau des Danaïdes.

Si on essaie d'évaluer le bien-être après une consultation, pour peu que l'on obtienne un résultat positif, on ne pourrait pas savoir si cela vient de l'écoute, des conseils alimentaires, d'un effet placebo… Il faudrait donc étudier chacun des facteurs, à part puis ensemble. En revanche, certaines des méthodes employées par les pseudo-thérapeutes sont, au cas par cas, potentiellement intéressantes. « Il y a probablement des pathologies dans lesquelles certaines interventions non médicamenteuses peuvent soulager, voire renforcer un traitement », éclaire Agnès Buzyn. Plutôt que d'encadrer des pratiques sur des bases poreuses, il faudrait renforcer l'intérêt pour ces interventions non médicamenteuses (INM). Lesquelles sont efficaces ? Dans quel contexte ? Il peut s'agir de conduites alimentaires, d'activités physiques, parfois méditatives…

C'est l'objectif des travaux que mène Grégory Ninot, professeur à l'université de Montpellier et directeur adjoint de l'institut Desbrest d'Épidémiologie et de Santé publique. Dans son ouvrage *100 médecines douces validées par la science*, paru en 2022 aux éditions Belin, il prétendait repérer les pratiques efficaces parmi la masse de promesses douteuses. Mais à y regarder de plus près, la plupart des techniques évoquées sont basiques et déjà utilisées par certains médecins, reposant simplement sur le fait de ne pas utiliser de médicaments – ce qui, vous en conviendrez, n'en fait pas pour autant des « médecines douces ». D'après Sohan Tricoire, le sommaire de l'ouvrage de Grégory Ninot « révèle d'ailleurs cette confusion manifeste entre “médecines douces” et interventions non médicamenteuses ». Plus de la moitié des pratiques appartiennent à la seconde catégorie, à l'instar de l'activité physique pour limiter le risque de récidives de cancer du sein, qui a une efficacité démontrée. Qu'en est-il des autres « médecines douces » évoquées dans l'ouvrage et supposément « validées par la science » ? « On trouve principalement des recommandations de compléments alimentaires, sous forme de plantes, mais pas uniquement », note Sohan Tricoire dans une analyse publiée sur son blog. Ces « thérapies non médicamenteuses » sont souvent confondues avec des « pratiques non conventionnelles », insiste Mathieu Repiquet.

Si une pratique a été validée scientifiquement, elle fait partie du registre médical, même si elle ne repose pas sur la prise de médicaments. La Ligue contre le cancer a signé une convention de partenariat avec l'équipe de Grégory Ninot pour rédiger un certain nombre de recommandations afin de permettre aux interventions non médicamenteuses d'être prescrites lorsqu'elles ont fait preuve de leur efficacité. « Mais pour ça, il faut une base scientifique, explique Philippe Bergerot, président de la Ligue contre le cancer. Et ce serait une grande avancée, puisque ça peut avoir des bons résultats sans surcoût pour la Sécu. » Cette démarche est d'autant plus louable que la consommation de médicaments, parfois abusive, coûte cher et peut exposer le patient à des pénuries de plus en plus fréquentes. Pour le président de la Ligue, il serait possible de développer encore les soins de support qui accompagnent le traitement anticancéreux pour améliorer la qualité de vie des patients, en y incluant davantage la nutrition, la sexologie... À terme, la Ligue espère pouvoir transmettre à tous les praticiens un référentiel de pratiques selon les tumeurs. Une démarche intéressante, qui gagnerait à ne pas être confiée qu'à une personne et à ne souffrir d'aucune ambiguïté avec les « médecines douces ». Il s'agit d'un champ bien distinct de pratiques comme la sophrologie ou le reiki, qui relèvent de l'appétence et des croyances individuelles du patient.

À QUI PROFITE LA CRISE ?

Aujourd'hui, un véritable système de santé parallèle s'est formé. Le naturopathe est perçu comme un généraliste, qui rayonne au milieu de pratiques « spécialisées », du magnétisme au reiki. Les mutuelles remboursent, les organismes autoproclamés certifient. Le danger ne vient plus tellement des « stars », comme Casasnovas, Grosjean ou Barthéléry, mais plutôt des milliers de pseudo-thérapeutes qui quadrillent le territoire. Reconnaissons-le : ils sont les premières victimes de ce modèle de santé alternatif, basé non pas sur la prévention et le soi, mais sur la cupidité d'acteurs économiques bien plus puissants. La plupart des pseudo-thérapeutes, inconscients des risques qu'ils font encourir à leurs clients, pensent sincèrement pallier les carences de l'État. Daniel, membre de l'Extracteur, veut d'ailleurs croire que « la plupart des pseudo-thérapeutes sont de bonne foi ». Les clients ne cherchent pas tant une thérapie éprouvée que personnalisée.

Pour l'un comme pour l'autre, la certitude est la même : ces pratiques alternatives font ce que l'État ne fait plus. Car les responsables ne sont pas tant les charlatans, mais plutôt ceux qui leur donnent l'espace pour propager leurs mensonges. Avec d'un côté des industriels puissants qui cherchent à tout prix à vendre des huiles essentielles et des formations en tout genre, et de l'autre des responsables politiques qui, depuis des décennies, organisent le désinvestissement massif du système de santé. Jamais de telles pratiques parallèles n'auraient pu se mettre en place si l'État n'avait pas manqué à ses obligations. Délabré par un sous-financement chronique, le système de santé ne parvient pas à prendre en charge chacun d'entre nous comme il se doit.

Malgré les promesses lancées par Emmanuel Macron pendant la crise sanitaire, son sauvetage n'est jamais arrivé. Alors que les déserts médicaux continuent de peser sur le quotidien des Français, les pénuries de médicaments s'enchaînent et les indicateurs de santé montrent des signaux alarmants. La mortalité infantile, pour n'en citer qu'un : en 2024, elle atteignait 4,1 pour 1 000. Soit une hausse dramatique, enclenchée depuis une dizaine d'années, que les journalistes Anthony Cortes et Sébastien Leurquin attribuent dans leur ouvrage *4,1. Le scandale des accouchements en France* (Buchet Chastel, 2025) à la désorganisation pathologique de notre système de périnatalité – et plus largement, de soins. Nous en sommes là : le nombre de bébés ne fêtant pas leur premier anniversaire augmente.

Pour François Braun, ministre de la Santé et de la Prévention de 2022 à 2023, les bouleversements de notre système de santé sont tels qu'il « n'est plus en crise, mais en mutation ». Une mutation « générationnelle, organisationnelle… ». Si tel est le cas, voilà l'occasion rêvée de repenser l'intégration au parcours de soins d'un accompagnement sur les sphères psychologiques, personnelles… et donc de prendre en compte les critiques, parfois saines, des personnes préférant se tourner vers des pratiques plus douteuses. Mais depuis Agnès Buzyn, ministre de la Santé jusqu'en février 2020, neuf ministres de la Santé se sont succédé : Olivier Véran, Brigitte Bourguignon, François Braun, Aurélien Rousseau, Agnès Firmin-Le Bodo, Geneviève Darrieussecq, Catherine Vautrin, Frédéric Valletoux, Yannick Neuder. « Et les ministres de la Santé sont rarement dans les trois premiers de l'ordre protocolaire », siffle François Braun. Comment espérer une véritable refonte avec une telle instabilité ministérielle ? Et pendant ce temps, les charlatans, eux, en profitent. Aucun ministre n'a pu s'attaquer au fléau des pratiques non conventionnelles, si ce n'est Agnès Firmin-Le Bodo, probablement influencée par certains organismes, mais elle n'a pas pu aller au bout de ses travaux. Son successeur Yannick Neuder, arrivé avenue de Ségur en décembre 2024, s'est bien trouvé forcé de s'attaquer à la désinformation médicale vu l'ampleur du problème. En avril 2025, il a organisé un colloque sur « l'obscurantisme et la désinformation en santé » et souhaite créer un « observatoire national dédié à la désinformation » ainsi qu'un « programme national d'éducation critique en santé ». Timide promesse.

Depuis des années, les responsables politiques et administratifs feignent de ne pas trouver le bon arsenal. Les nuances entre l'exercice illégal de la médecine et les pratiques de bien-être seraient trop ténues ; le refus d'un traitement relèverait de la liberté de choisir ce que l'on souhaite pour son corps ; s'y attaquer nierait une liberté plus fondamentale encore, celle de croire. Le phénomène aurait pris trop d'ampleur, si bien qu'on ne pourrait plus désormais fermer toutes les formations ou trouver un emploi aux milliers de pseudo-thérapeutes… Soyons honnêtes, octroyer le statut de victime à une personne privée de chance de survie face à la maladie à cause des mensonges d'un pseudo-thérapeute, c'est lui rendre son libre arbitre. Les autres questionnements sont certes complexes, mais pas insurmontables. Si l'État ne fait pas le ménage, ce n'est pas parce qu'il ne sait comment s'y prendre, mais parce que les « médecines douces » sont devenues politiques. Et les personnalités politiques trop ignorantes, voire trop complices. Il vaudrait mieux un naturopathe que rien, et il n'y aurait que pour vous que votre santé est une priorité. En finir avec tout ça ne suppose plus seulement d'adapter la loi, mais de replacer la science et la médecine au cœur de nos sociétés. Avant qu'il ne soit trop tard.

Conclusion

Vers un projet de société ?

En juin 2024, la foule déambulait dans le parc du château Grévy pour le 5e congrès de naturopathie, allant de conférences de chromothérapeutes et autres énergéticiens en stands de nourriture crue. Certaines prises de paroles m'avaient marquée, comme celle de France Guillain, écrivaine et naturopathe, adepte des bains dérivatifs qui « éliminent l'état inflammatoire grâce à de l'eau fraîche entre les jambes », pour qui « chaque maladie a une signification » et peut donc être guérie en trouvant le sens de la pathologie. Ou encore celle de Jérémie Mercier, éducateur en santé et « chercheur indépendant », qui considère que « la médecine conventionnelle ne marche que pour les urgences et la traumatologie » et pointe les « pics de mortalité après les campagnes de vaccination »…

Je m'étais promis de revenir au domaine Arc-en-Ciel, poussée par l'envie de savoir si ce qui s'était dit pendant le congrès de naturopathie reflétait son activité le reste de l'année. J'y suis donc retournée quatre mois plus tard, en octobre 2024. En cette matinée d'automne ne sont présents que des enfants. Le domaine, débarrassé de son brouhaha, me paraît étrangement calme. Les silhouettes ne mesurent qu'un petit mètre de haut et laissent apparaître une bâtisse de deux étages, percée par d'élégantes baies vitrées en bordure de la propriété. Un à un, ils s'engouffrent à l'intérieur. C'est donc là que je dois les suivre. Après une grande inspiration et une dernière répétition mentale – je me présente comme une jeune mère de deux garçons de 3 et 6 ans –, je pénètre à mon tour chez Les P'tits Naturos.

BIENVENUE À TOUS LES ENFANTS

Rien, si ce n'est sa petite envergure, ne différencie à première vue cette école d'une autre. Le couloir faisant office de hall miniature débouche sur des sanitaires du même gabarit, un escalier et, sur la droite, une salle dont s'échappent des vapeurs de tisane et des éclats de voix juvéniles. Le sol est bordé d'enfilades de chaussures de pluie et les murs de porte-manteaux desquels tombe une veste... Aussitôt ramassée par une femme d'une petite quarantaine d'années : « Ah, bonjour ! Je suis Aurélie, la directrice », lance-t-elle après m'avoir scannée du regard. Nous avons échangé par téléphone quelques semaines plus tôt, en prévision de la potentielle inscription de l'un de mes enfants. Captivée par le bazar qui transparaît de la salle de droite, elle me prie de ressortir ; il est l'heure de commencer la classe. C'est donc un parent d'élève qui me fait visiter le parc. L'intéressé m'attend à l'extérieur, visiblement gêné de passer les quinze prochaines minutes à se promener dans une partie des dix hectares du parc en ma compagnie. Alors que nous partons vers la forêt qui recouvre le contrebas du domaine, il me vante les mérites d'un tel environnement pour le bien-être des petits, sur le ton monocorde d'une leçon bien apprise : « La nature, les odeurs, les plantes, l'espace… » Il a deux enfants qui en profitent : son garçon, dans la classe des grands, est « un peu compliqué, et dans le public ils ne sont pas formés pour accompagner ces enfants-là » ; sa fille a ensuite été inscrite par simplicité. Selon lui, parmi la vingtaine d'élèves, plusieurs présentent différents troubles – allant de l'autisme à la dyslexie, ou un déficit de l'attention. Les parents ont été attirés par l'effectif réduit des classes. « Ici, ils ont du temps pour chacun des enfants, ils les connaissent vraiment. C'est pas comme dans les autres écoles où l'enfant se fait noyer… », souffle le père de famille.

Lorsque nous arrivons près de la lisière, ses mains sortent enfin de ses poches et il continue son argumentaire : ici au moins, les enfants peuvent se défouler. Alors que nous remontons vers les bâtiments, il me montre un autre édifice en face de l'école. « Celui-là, on l'a retapé ensemble, avec les autres parents, pour que les petits puissent en profiter », maugrée-t-il. Avant d'enchaîner, décidément pressé d'en finir : « Enfin voilà, j'espère que vous inscrirez le vôtre. » Moi un peu moins, s'il faut s'improviser maçon pour faire partie du cercle.

UNE ÉDUCATION POUR TOUT LE MONDE

Alors que mon guide salue la directrice Aurélie, celle-ci me propose de passer les prochaines heures en classe, en commençant par la sienne, celle de la grosse dizaine d'élèves de 6-11 ans. Arrivée en haut des escaliers, je suis bien obligée de reconnaître que la classe a tout pour séduire un parent à la recherche d'un enseignement à la sauce « éducation positive, nature et bien-être ». Des posters éducatifs recouvrent les murs ; les étagères, soigneusement rangées, regorgent d'ouvrages des pédagogies Montessori ou Freinet. L'étage est suffisamment spacieux pour accueillir à la fois des coins de jeux et de lecture et des tables d'écoliers. « Et puis surtout, la salle de classe continue dans le parc, et la forêt, on y va l'après-midi », lance fièrement Aurélie. Après avoir fait répéter quelques mots d'anglais aux élèves, elle les scinde en petits groupes. « Vous pouvez vous mettre sur les tables, on les a mises en cercle », leur dit-elle. Une poignée s'installe à ses côtés et les autres rejoignent Émilie, une jeune assistante qui partage son temps entre les deux classes. L'enseignante-directrice profite du calme relatif de ce groupe réduit pour me raconter l'histoire de l'établissement.

En 2021, Kévin Lomberget, le fondateur de l'école de santé naturelle ENA & MNC, est venu installer ses activités ici, à Mont-sous-Vaudrey : sa formation en naturopathie et tout le reste du projet de son domaine Arc-en-Ciel. Le château abrite également une résidence pour personnes âgées, afin d'offrir à chacun une « vision multigénérationnelle de santé naturelle et d'éducation », ainsi qu'un centre de soin et recherche pour « viser à une forme de jeunesse renouvelée des rapports à notre corps, à la nature, aux autres, au savoir, à la vie, au monde ». Il est aussi possible de loger sur place et de réserver des consultations de naturopathie – l'une des thérapeutes serait spécialiste de la maladie de Parkinson ! –, des soins énergétiques, de la photothérapie, etc. Mais aussi de suivre un séjour de jeûne à 1 389 euros pour cinq jours, incluant logement, ateliers, jus et bouillons. Et chaque année, aux premiers jours de l'été, tout ce beau monde accueille les curieux au congrès de naturopathie. Le domaine est ainsi devenu un carrefour où se croisent les stars des « médecines douces », d'Henri Joyeux, ancien cancérologue radié de l'Ordre des médecins, à Louis Fouché, médecin anesthésiste-réanimateur, condamné à trois mois d'interdiction d'exercer en 2023 – sanction dont il a fait appel –, ou encore Fabien Moine, « professeur de naturopathie et accompagnateur de jeûne », déjà signalé plusieurs fois à la Miviludes.

Il ne manquait qu'une offre pour les plus jeunes. En 2023, le domaine passe le cap en inaugurant Les P'tits Naturos, une école alternative hors contrat, dont la volonté serait d'enseigner « au plus près de la nature ». Avec une capacité d'accueil d'une petite trentaine d'enfants, l'école est scindée en deux classes : l'une pour les maternelles, l'autre pour les primaires. Et qui de mieux pour diriger cette structure que la compagne de Kévin Lomberget, Aurélie ? « C'était cohérent, j'avais quinze ans d'expérience dans l'Éducation nationale », justifie-t-elle. De son passé d'enseignante, elle tire surtout une aversion contre ce « système » et ses dogmes, ainsi qu'une envie de mettre en place un apprentissage à contrepied de l'« uniformisation des élèves ».

UNE PÉDAGOGIE ALTERNATIVE

Chez Les P'tits Naturos, elle peut donner libre cours à ses projets d'éducation, notamment basés sur une « pédagogie individualisée ». Grâce à la méthode Montessori, sans surprise, « mais pas que ! », jure Aurélie avant de me présenter différentes théories, notamment celle « des intelligences multiples ». Celle-ci, inventée par le professeur de psychologie Howard Gardner en 1983, suggère qu'il existe sept types d'intelligences : linguistique, logico-mathématique, corporelle-kinesthésique, interpersonnelle, intrapersonnelle, spatiale et musicale. Selon lui, il faudrait adapter les méthodes pédagogiques à chaque enfant et à sa forme d'intelligence propre. Au-delà de ne reposer sur aucune base solide, cette vision fait l'objet de critiques de spécialistes de l'éducation, qui pointent du doigt le risque de réduire les enfants à des profils et de les catégoriser sans outil fiable, et donc de perturber fortement leur apprentissage. Mais qu'importe, pour l'équipe du domaine la pseudothéorie est une porte ouverte sur la gestion des émotions.

« Pour nous, les émotions sont aussi un apprentissage important. On parle de la gestion de conflit, de la bienveillance, on pratique ça au quotidien, avec des moments de conseils de classe pendant lesquels on cherche des solutions », assure Aurélie, alors que notre conversation est brièvement interrompue par un des préados turbulents. Elle gronde, il polémique, elle s'irrite. Puis elle lui sort l'argument massue du parc : « Ici, être puni, ça veut dire aller dehors ! » « Moi aussi, je peux ? » s'enthousiasme un autre, rapidement autorisé à suivre son camarade. Ils passeront les vingt minutes suivantes dehors, sans surveillance.

En parlant de gestion des émotions, je lui explique que mon fils imaginaire est très paniqué par les évaluations. Me voilà rapidement rassurée : chaque élève juge de son niveau, et donc de son envie de passer à l'étape d'évaluation. « On observe où ils en sont. Et quand ils se sentent prêts, il peut y avoir des évaluations, mais pas de notation pour ne pas les dévaloriser », m'explique-t-elle. Alors comment savoir, en tant que parent, où notre enfant se situe ? Et l'enseignante, toujours aussi sûre d'elle, de reprendre : « On rencontre souvent les parents, on utilise beaucoup WhatsApp pour partager des moments de classe, de vie collective. Et toutes les trois semaines, on fait un point sur les apprentissages de chacun des élèves. »

L'un d'entre eux, qui tendait l'oreille depuis le début de notre conversation, m'envoie un sourire narquois alors qu'Aurélie se lève pour me ramener les classeurs de suivi de plusieurs enfants, en me certifiant que jongler entre cinq niveaux et toutes les matières différentes ne lui pose pas de problème. Et puis, rabâche-t-elle encore, après quinze ans dans l'Éducation nationale, on connaît bien les prérequis. « Alors chacun va à son rythme, tant qu'on va vers ce qui est attendu... Ça leur permet de se sentir accueillis pour ce qu'ils sont et l'ensemble de leur personne », lance-t-elle naïvement. Ce sont d'ailleurs aussi les enfants qui jugent du besoin de faire une sieste, voire d'aller d'une classe à l'autre. « Certains ont l'âge d'être en CP ou CE1, mais comme ils ont besoin de consolider la lecture, on se les partage, ils peuvent descendre », sourit Aurélie.

CHEZ LES PLUS PETITS

À l'étage inférieur, c'est Cynthia – « éducatrice Montessori certifiée », s'il vous plaît ! – qui gère les 3-6 ans. Je suis curieuse d'en savoir plus sur cette classe, puisque mon cadet fantôme, du haut de ses 3 ans, pourrait rejoindre les huit enfants inscrits. Moins scolaire, le rez-de-chaussée se divise en deux espaces. La « cuisine éducative » permettrait ainsi « d'éveiller les enfants à la nutrition-santé ». Ils peuvent ainsi cuisiner plusieurs recettes – le tout sans gluten et sans lactose, bien sûr –, comme « des gâteaux à la farine de châtaigne », me dit Cynthia. « Presque tous les soirs, à la sortie, il y a une petite dégustation avec les familles », ajoute-t-elle, comme s'il s'agissant d'un argument de poids pour une éventuelle inscription. Au fond se trouve le coin activités, avec des jeux, du matériel de motricité et une pile de matelas de sieste bringuebalante. Émilie, l'assistante maternelle visiblement descendue avant moi, est en train de remettre en place l'un d'entre eux qu'un des préados, censé être à l'étage, a renversé. « Ils commencent à avoir faim, ils se dissipent ! » sourit-elle, pour justifier le bazar qui commence à s'installer.

Cynthia prend alors le groupe en main et propose des tisanes aux petits, alors que l'un d'eux agrippe ses habits pour attirer son attention. « Lui, c'est le fils d'Aurélie », m'explique-t-elle, comme pour justifier qu'il soit plus dissipé que les autres. Le fils de Cynthia est également scolarisé ici. Pour garder le calme, elle décide de passer à l'histoire du jour. Tout sourire, un petit garçon attrape un gong miniature et frappe alors dessus. Mais face à une concentration toujours aussi hasardeuse, décision est prise de passer à une sorte de méditation de groupe : « Ça les repose… », me souffle-t-elle. Il faut bien occuper la compagnie : mais ce jour-là, les enfants n'auront pas droit à la visite d'un des nombreux intervenants.

DE NOMBREUSES ACTIVITÉS

Toute l'année, naturopathes, art-thérapeutes ou profs de yoga viennent partager un moment avec les enfants. Autant profiter des professionnels qui exercent autour. « Le plus régulier, c'est notre intervenant éducation-environnement, il vient tous les quinze jours », indique Aurélie. Lui, c'est Arnaud. Chaque mois, il y a aussi Sarah, qui anime « un café-parent sur les thèmes de bienveillance, de l'écoute, du respect de soi et des autres », continue la directrice, avant de décrire les activités ponctuelles : la tournée des ruches pédagogiques, ou encore la découverte des minéraux... Fin novembre 2025, le cheval sera à l'honneur pour une séance d'équithérapie, et la semaine suivante ils testeront la luminothérapie ! Parfois, Kevin, en bon PDG du domaine, vient parler des plantes, de « leurs goûts, leurs odeurs, leurs bienfaits ». « On fait des balades phytos, on reconnaît les plantes dans le parc, à quoi elles peuvent servir... », ajoute Aurélie. Comme l'école est hors contrat, les profils de ces intervenants ne sont soumis à aucun agrément, laissant libre cours à la venue de n'importe qui, racontant n'importe quoi.

Forcément, cette richesse d'enseignement a un prix. Comptez 460 euros par enfant et par mois, soit un total annuel de 5 000 euros, avec réduction si vous inscrivez plusieurs frères et sœurs. Et si les revenus engrangés par Les P'tits Naturos ne suffisent pas, le domaine peut compter sur ceux des formations en naturopathie, qui grimpent jusqu'à 10 000 euros. Ou bien sur les locations de chambre au sein du parc, allant de 75 euros à 115 euros la nuit. Le tout géré par l'EURL Naturo, l'entreprise de Kévin Lomberget, également détentrice de l'école ENA & MNC.

DES ALERTES INUTILES

Lorsque le bruit d'un projet d'école alternative centrée sur les pratiques alternatives en santé a commencé à courir dans le reste du Jura, l'inquiétude est montée chez les enseignants du secteur. La branche enseignement de l'Union nationale des syndicats autonomes (UNSA) a alors alerté le rectorat : « J'ai eu une audience, mais ils m'ont dit avoir procédé à deux contrôles depuis l'ouverture et que rien d'anormal n'en est ressorti », m'explique quelque temps plus tard Laure, professeure des écoles et secrétaire départementale SE-UNSA. Selon elle, Les P'tits Naturos est « à la limite » et parvient « à se cacher, au moment des contrôles ». D'autant que, comme le rappelle la syndicaliste, comme la directrice et une autre membre de l'équipe pédagogique ont exercé au sein de l'Éducation nationale, cela leur permet de « connaître les exigences à satisfaire pour garantir le maintien d'un établissement ».

Avant l'ouverture de la structure, le respect des normes d'encadrement a été passé au peigne fin… mais il s'agissait uniquement de la sécurité des locaux, si bien « qu'on ne peut pas empêcher une ouverture pour un motif pédagogique », éclaire Laure. Les contrôles réalisés après l'ouverture portent aussi principalement sur la sécurité et doivent simplement garantir que l'établissement permet aux enfants d'acquérir les compétences du socle commun, sans regard sur le programme. « Mais ils ne peuvent pas être là au jour le jour et voir ce qui est injecté dans la tête des enfants », déplore l'enseignante. Et de pointer du doigt que « l'une des enseignantes était, en tout cas lors de l'année scolaire 2024-2025, en disponibilité. J'ai mentionné cela au rectorat, il n'est pas normal qu'une fonctionnaire exerce dans ce genre de structures », me dit-elle.

UNE SOCIÉTÉ À PART ENTIÈRE

Chez Les P'tits Naturos, midi approche. Beaucoup d'enfants ont un repas préparé par leurs parents. Cru, pour la plupart… « Et on essaie de ne pas utiliser le micro-ondes », me glisse l'assistante, Émilie. Pour trois sœurs inscrites à l'école, rien de plus pratique : leur mère peut leur donner directement leur repas, puisqu'elle suit la formation de naturopathe dans le château. Ici, à Mont-sous-Vaudrey, c'est toute une société qui se crée. On peut scolariser ses enfants aux P'tits Naturos, étudier à l'ENA & MNC, intégrer l'institut de santé intégrative, profiter de séjours et de cures… Ensemble, Aurélie et Kévin projettent d'accueillir davantage d'enfants et espèrent, à terme, pouvoir les former au moins jusqu'au brevet des collèges. Et, un jour peut-être, jusqu'au lycée, afin d'accueillir des clients des plus jeunes aux plus âgés, sans discontinuité. Parce que, comme le targue le site du domaine Arc-en-Ciel : « La naturopathie ce n'est pas qu'une hygiène de vie, c'est surtout un art de vivre ». Un « art de vivre », visant à séduire des personnes en quête de repères et de considération.

Remerciements

Il faudrait que les couvertures de livres ressemblent à l'ours d'un journal, pour que l'on n'oublie pas que l'auteur est loin d'être seul. Pour celui-ci, il faudrait écrire le nom de Jean-Loup Adénor au poste d'ami et d'inspirateur. C'est grâce à lui que je sais l'importance de l'esprit critique, mais aussi que j'ai rencontré l'équipe insolemment rieuse de *Charlie*, en particulier deux personnes. Riss, dont la confiance a été pour moi un tournant, et Sanandra, pour sa rigueur, sa bonne humeur et son acceptation de mes doutes. Sanandra n'est pas qu'une éditrice, elle est un compagnon. Chaque fois où je suis venue parler de mon avancement, j'étais persuadée de mon incapacité à terminer ce livre ; chaque fois, je suis repartie dopée par des critiques, des envies, des conseils.

Et chaque fois, Robin a dû écouter patiemment. D'abord mes plaintes, ensuite mes louanges. Robin, pardon de ne te faire figurer que dans ces remerciements, mais nous savons tous les deux que tu t'es glissé dans chaque ligne de ce livre.

Devraient ensuite apparaître ceux qui m'ont transmis la passion et le sentiment d'injustice inhérents à ce métier. Ils s'appellent Anthony, Pierre, Gérald, Bruno… Qui est certes l'un des plus importants, mais, il faut le dire, tellement moins que Louise, mon père et ma mère. Merci à eux trois. À Louise de ne pas m'avoir relue puisqu'elle se disait qu'au fond, ça irait. À mon père d'avoir tout épluché. À ma mère de m'avoir poussée à continuer en me demandant chaque semaine : « Où ça en est ? »

Merci enfin à tous ceux qui m'ont parlé de leur combat et de leur histoire. Vos vrais noms n'apparaissent pas dans ces pages, mais elles ont bien été écrites grâce à vous. Vous tous, grâce à qui la lutte contre les dérives en santé existe et continue.

Table des matières

Préface
Le déclic Barthéléry 11

1.
La bascule du Covid-19
vers les « médecines douces » 19

2.
Une explosion
impossible à quantifier 29

3.
La toute-puissance des stars
de la pseudo-médecine 41

4.
Les réseaux sociaux,
une nouvelle arme 50

5.
Un business florissant 59

6.
Les formations, racines des dangers 80

7.
S'organiser pour mieux régner 99

8.
Tous les médecins
ne sont pas vaccinés 114

9.
Le milieu politique complaisant 129

10.
L'État passif 142

11.
L'État complice 156

12.
La lutte citoyenne s'organise 166

13.
Pour éviter les drames 179

Conclusion
Vers un projet de société ? 198

LE COLLECTIF NATUROPATHIE

Le « collectif naturopathie » est une alliance créée 2023 pour la reconnaissance de la profession comme pratique rigoureuse, notamment par la mise en place d'une norme Afnor. En voici les six membres :

ORGANISATIONS, ASSOCIATIONS	CRÉATION	PRINCIPAUX DIRIGEANTS	ÉCOLES/FORMATIONS ASSOCIÉES
OMNES *Organisation du métier de naturopathe éducateur de santé*	1981	**DANIEL KIEFFER** *Membre d'honneur de l'**OMNES**, fondateur du **CENATHO***	Formations avec un ou plusieurs cursus agréés : • **ÆSCULAPE** • **CENATHO** *Collège européen de naturopathie traditionnelle holistique* • **CNR** *Collège de naturopathie ressourcée* • **ENA & MNC**
APHN *Association pour la promotion de l'hygiène vitale et de la naturopathie*	1983	**ALAIN ROUSSEAUX** *Fondateur et président d'honneur de l'**APHN**, Président d'honneur de la **FÉNA**, Fondateur de l'**ISUPNAT***	Association ouverte aux anciens élèves d'écoles agréées par la **FÉNA**
FÉNA *Fédération française de naturopathie*	1985	**ALAIN ROUSSEAUX** *Président d'honneur de la **FÉNA**, Fondateur et président d'honneur de l'**APHN**, Fondateur de l'**ISUPNAT***	Écoles agréées : • **ACADÉMIE DE VITALOPATHIE** • **ÉCOLE DARGÈRE UNIVERS** • **INSTITUT HILDEGARDIEN** • **ISUPNAT**
APNF *Association professionnelle des naturopathes francophones*	2000	**JULIEN GUICHARD** *Président de l'**APNF**, pôle pédagogique et financier du **CNR*** **CHRISTOPHE CANNAUD** *Déontologie & éthique de l'**APNF**, directeur du **CNR** avec sa femme,* **CAROLE ANNE CANNAUD**	Formation agréée : • **CNR** *Collège de naturopathie ressourcée*
SPN *Syndicat des professionnels de la naturopathie*	2016	**ALEXANDRA ATTALAUZITI** *Présidente du **SPN**, Présidente et directrice générale d'**ADNR***	Formation reconnue et agréée : **ADNR**
AFNAT *Alliance pour la formation professionnelle en naturopathie*	2023	**NATHALIE DANIZAN** *Présidente de l'**AFNAT**, directrice d'**EURONATURE*** **DOMINICK LÉAUD-ZACHOVAL** *Trésorier et porte-parole de l'**AFNAT**, fondateur et directeur d'**ÆSCULAPE*** **AUDE VÉRET** *Secrétaire générale de l'**AFNAT**, directrice du **CENATHO*** **YAZIED KEI LANUR** *Délégué général de l'**AFNAT**, animateur de groupes de parole à l'**INSTITUT RAFAËL***	Écoles affiliées : • **AESCULAPE** • **CENATHO** *Membre cofondateur de l'**AFNAT*** • **EURONATURE**

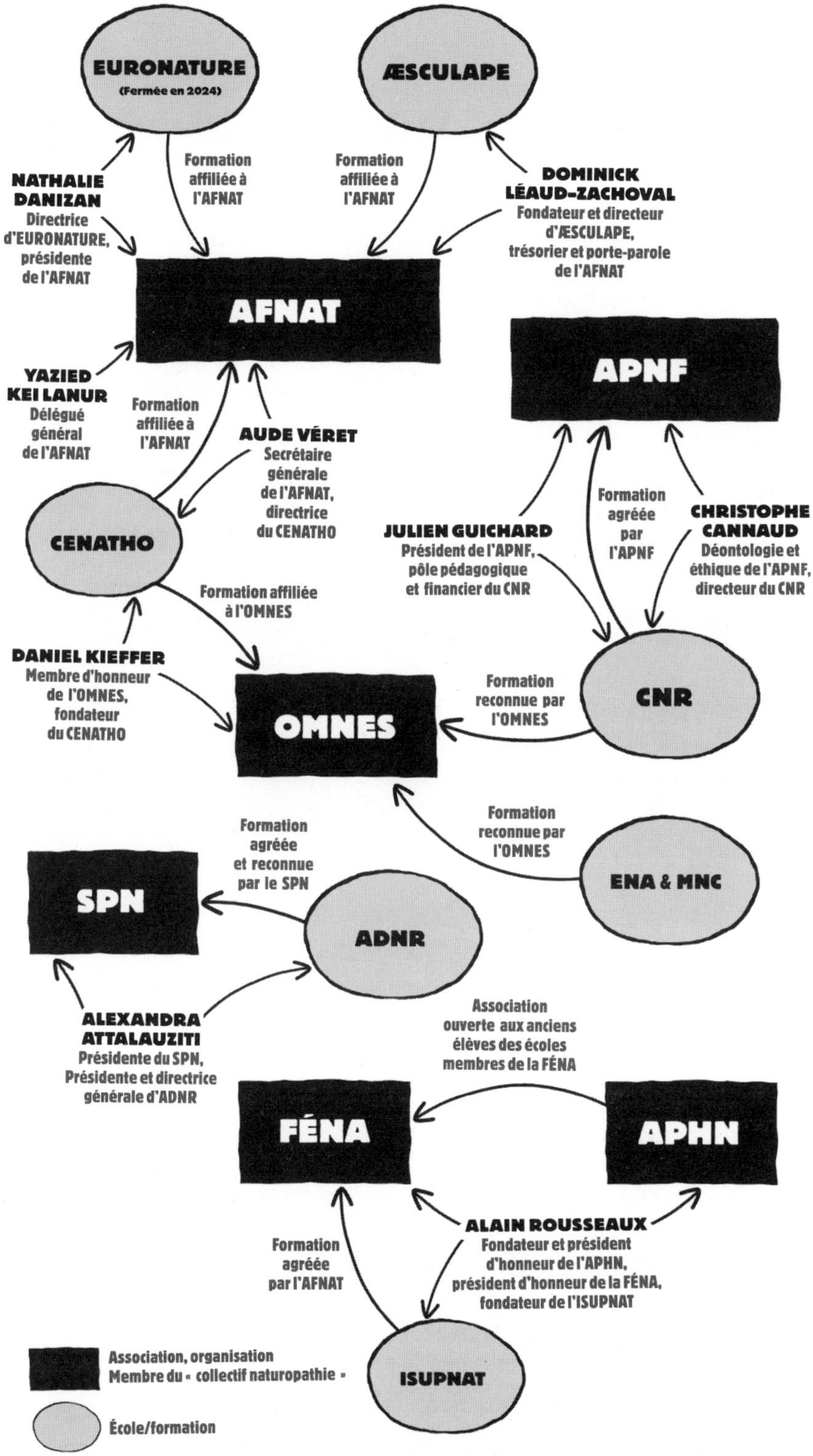

EURONATURE
(Fermée en 2024)
ÆSCULAPE
NATHALIE DANIZAN
Directrice d'EURONATURE, présidente de l'AFNAT
Formation affiliée à l'AFNAT
Formation affiliée à l'AFNAT
DOMINICK LÉAUD-ZACHOVAL
Fondateur et directeur d'ÆSCULAPE, trésorier et porte-parole de l'AFNAT
AFNAT
APNF
YAZIED KEI LANUR
Délégué général de l'AFNAT
Formation affiliée à l'AFNAT
AUDE VÉRET
Secrétaire générale de l'AFNAT, directrice du CENATHO
CENATHO
Formation agréée par l'APNF
JULIEN GUICHARD
Président de l'APNF, pôle pédagogique et financier du CNR
CHRISTOPHE CANNAUD
Déontologie et éthique de l'APNF, directeur du CNR
Formation affiliée à l'OMNES
DANIEL KIEFFER
Membre d'honneur de l'OMNES, fondateur du CENATHO
OMNES
Formation reconnue par l'OMNES
CNR
Formation reconnue par l'OMNES
Formation agréée et reconnue par le SPN
SPN
ADNR
ENA & MNC
ALEXANDRA ATTALAUZITI
Présidente du SPN, Présidente et directrice générale d'ADNR
Association ouverte aux anciens élèves des écoles membres de la FÉNA
FÉNA
APHN
Formation agréée par l'AFNAT
ALAIN ROUSSEAUX
Fondateur et président d'honneur de l'APHN, président d'honneur de la FÉNA, fondateur de l'ISUPNAT
ISUPNAT
Association, organisation
Membre du « collectif naturopathie »
École/formation

Petite histoire de la naturopathie

Ve siècle av. J.-C.

Hippocrate fonde l'école hippocratique selon laquelle la médecine est une science à part entière, séparée de la pensée magique et de la religion. Ce qui n'empêchera pas les naturopathes de se revendiquer de son héritage. Comme quoi, Hippocrate avait sous-estimé les pouvoirs de ladite pensée magique…

XIXe siècle

Malgré les bonnes bases rationalistes apportées par Hippocrate, le siècle des romantiques fait machine arrière. Plusieurs pseudo-médecins popularisent des pratiques loufoques, en particulier en Allemagne, à l'instar de l'ostéopathie. L'Autrichien Vincent Priessnitz (1799-1851) mise tout sur la guérison grâce à l'eau et crée l'hydrothérapie ; l'Allemand Christian

Friedrich Samuel Hahnemann (1755-1843) fonde l'homéopathie ; un prêtre, allemand aussi, Sebastian Kneipp (1821-1897), fait la promotion de la phytothérapie et d'autres méthodes « naturelles », comme les cures thermales. Un peu plus original, l'Allemand Louis Kuhne (1823-1907) démocratise la « détoxification » – un bon commercial, puisqu'un peu plus d'un siècle plus tard, la « détox » est encore à la mode.

En 1895, un certain John Scheel crée, selon le récit des organismes de représentation des pratiques alternatives, le terme « naturopathie ». Comme ça, il se dit « naturopathe » – ça passe mieux que « charlatan ». Benedict Lust (1872-1945), proche de Sebastian Kneipp, saisit le filon et fonde en 1901 un institut aux États-Unis, dans lequel il importe les pseudo-médecines florissantes en Europe. La naturopathie se structure avec le mouvement hygiéniste.

PREMIÈRE MOITIÉ DU XXe SIÈCLE

La naturopathie décline avec les bonds en avant précieux de la médecine conventionnelle, notamment dans le domaine de l'exploration et des diagnostics, avec l'arrivée, dans les années 1940, des antibiotiques.

1935

En 1935, Pierre-Valentin Marchesseau (1911-1994) importe la naturopathie en France et la codifie. En 1973, il crée l'institut d'Hygiène vitale à Paris.

FIN DU XXe SIÈCLE

Comme toutes les « médecines douces », la naturopathie profite d'une déception globale de la médecine, dont les avancées se font moins spectaculaires.

1981

Création de l'Organisation française des professionnels de la naturopathie (Omnes) en France.

1985

Création de la Fédération française de naturopathie (Féna) en France.

XXIe SIÈCLE

Plusieurs scandales sanitaires liés aux laboratoires pharmaceutiques explosent, à l'instar du Mediator, alors que les attentats du début des années 2000 favorisent le complotisme. La naturopathie se rapproche des mouvances conspirationnistes en vogue et s'offre une nouvelle jeunesse en se politisant.

Lexique

• **Abhyanga (massage ayurvédique)** (p. 164) **:** Massage issu de l'ayurveda, la médecine traditionnelle indienne censée guérir en rétablissant l'équilibre du corps grâce à des méthodes *radicalement différentes* de la naturopathie – huiles, plantes, tisanes... S'effectue de la tête aux pieds, avec de l'huile chaude.

• **Acupuncture** (p. 71, 110, 130, 157) **:** Thérapeutique qui consiste à insérer de fines aiguilles en des points précis des tissus ou des organes. Considérée comme un acte médical, elle ne peut être pratiguée que par des médecins, des chirurgiens-dentistes ou des sages-femmes. Sa pratique par un non-professionnel médical peut relever de l'exercice illégal de la médecine. Ce qui n'empêche pas certains charlatans de l'utiliser, en considérant qu'il s'agit d'une des rares « médecines douces » reconnue officiellement.

• **ADELI/RPPS** (p. 118) **:** Identifiants des professionnels de santé et du secteur social. Ils sont attribués aux assistants dentaires, aux assistants de service social, aux audioprothésistes, aux podo-orthésistes, aux psychologues, etc. Le numéro ADELI (Automatisation des listes) dépend du lieu d'exercice, alors que le RPPS (Répertoire Partagé des Professionnels de Santé) reste inchangé, quelles que soient les évolutions géographiques de l'exercice du professionnel. Le RPPS tend à remplacer le numéro ADELI.

• **Anthroposophie** (p. 168) **:** Doctrine pseudoscientifique et ésotérique fondée au XXe siècle par l'Autrichien Rudolf Steiner, visant à une compréhension de la nature humaine. Elle a le mérite de pouvoir s'appliquer à de nombreux domaines : la santé et la médecine anthroposophique, l'agriculture et la biodynamie, l'éducation et la pédagogie Steiner-Waldorf... Dans son rapport 2021, la Miviludes indique que les activités liées à ce courant sont « susceptibles de présenter un danger pour la population ».

• **Aromathérapie** (p. 21, 75, 78, 87, 105) **:** Branche de la phytothérapie qui consiste à utiliser des huiles essentielles et des essences aromatiques par voie orale ou rectale, sur la peau ou en diffusion dans l'air ambiant. Un marché très lucratif.

• **Art-thérapie** (p. 130, 160) **:** Pratique qui utilise la peinture, la danse ou toute autre activité créative pour évacuer les traumatismes. En complément d'un suivi, notamment sur la santé mentale, elle peut épauler les patients.

• **Astrologie** (p. 60) **:** Théorie selon laquelle les mouvements des planètes et des astres expliqueraient vos ruptures amoureuses. Idéale pour les périodes estivales dans les rédactions, permet de remplir aisément les dernières pages des magazines.

• **Auriculothérapie** (p. 130) **:** Méthode de réflexologie qui se focalise au niveau des oreilles. En appuyant au bon endroit, on guérirait la zone souhaitée. Douloureux en cas d'oreilles percées.

• **Bains dérivatifs** (p. 37, 91, 92, 198) : Pratique qui vise à rafraîchir les zones intimes pour mieux faire circuler l'énergie et nettoyer l'organisme. Plus proche de l'hygiène que de la médecine, elle est particulièrement prisée par certains naturopathes et enseignée dans plusieurs formations.

• **Bioélectronique** (p. 124) : Dans le cadre pseudo-médical, désigne une pratique non reconnue reposant sur l'équilibrage des énergies du corps, mais visiblement différente de la bioénergie.

• **Bioénergie** (p. 164) : Permettrait de rééquilibrer les énergies vitales grâce à la respiration. Pas de contre-indications (ouf !).

• **Biomagnétisme** (p. 148) : Aimants qui, placés sur le corps, soigneraient les maladies.

• **Brain Gym** (p. 20) : Méthode qui utilise les mouvements physiques et les fonctions cérébrales, ce qui stimulerait l'écoute, la compréhension, l'attention…

• **Chiropracteur** (p. 118) : Spécialiste de la manipulation des vertèbres. Alors que son efficacité est cantonnée aux douleurs lombaires banales, la chiropractie est encadrée et réglementée en France, ce qui permet à certains praticiens de dépasser largement le cadre de leurs prescriptions.

• **Chromobiologie** (p. 115) : Associe « chromo » (du grec *khrôma*, couleur) et « biologie » (étude du vivant). Pseudo-pratique censée appliquer les « sciences des couleurs » aux sciences du vivant. Un argument commercial de Dominique Bourdin, ancien médecin radié de l'Ordre.

• **Chromothérapie** (p. 94, 115) : Des lumières colorées projetées sur le corps ou de façon localisée. Un peu plus complexe que l'héliothérapie, son équivalent, qui utilise la lumière du soleil.

• **Crudivorisme** (p. 38, 170) : Pratique alimentaire qui consiste à se nourrir exclusivement d'aliments crus, surtout prônée par Thierry Casasnovas. Idéal pour les petits budgets.

• **Décodage biologique** (p. 167) : Méthode qui prétend que chaque maladie a une origine émotionnelle cachée.

• **Emdr** (p. 71) : D'après l'anglais *Eye Movement Desensitization and Reprocessing* ou « désensibilisation et retraitement par les mouvements oculaires ». Psychothérapie pour lutter contre les stress post-traumatiques grâce aux mouvements des yeux. Si des études ont montré l'efficacité de la pratique, celle-ci se cantonne au stress post-traumatique. Scientifiquement parlant, car des pseudo-thérapeutes l'utilisent pour tout et n'importe quoi.

• **Étiopathie** (p. 161) : Énième « médecine douce » qui n'a pas fait ses preuves, dans laquelle le praticien, après avoir repéré les « origines » de la maladie, les guérit en apposant ses mains sur le client. D'après l'INSERM, celle-ci peut provoquer des « événements indésirables rares mais graves, tels que des accidents vasculaires ».

• **Fasciathérapie** (p. 127, 148, 164) : Manipulation douce des fascias (membranes du corps) pour rétablir l'harmonie physique et psychique. Synonyme : massage.

• **Héliothérapie** **(p. 94) :** Technique de soin qui utilise les rayons du soleil. Bon marché, simple à réaliser, sauf en Bretagne.

• **Homéopathie** **(p. 21, 29, 88, 94, 119, 126, 131, 135, 137) :** Art subtil consistant à diluer une substance jusqu'à ce qu'il n'en reste rien, pour vendre très cher des petites granules sucrées. Depuis 2021, l'homéopathie ne fait plus partie des remboursements de la Sécu, faute d'avoir prouvé son efficacité.

• **Huiles essentielles** **(p. 17, 21, 23, 46, 47, 86, 59, 60, 61, 64, 83, 105, 124, 176, 195) :** Substances odorantes et liquides extraites grâce à la distillation de plantes. D'après les pseudo-thérapeutes, elles permettraient de guérir d'à peu près tout ; d'après le ministère de la Santé, « ces concentrés actifs peuvent s'avérer dangereux s'ils ne sont pas utilisés à bon escient ».

• **Hydrologie** **(p. 94) :** Science de l'eau, déclinée en soins « hydrothérapeutiques » : bains, douches, jets, qui auraient des effets curatifs.

• **Hypnose** **(p. 20, 130) :** Technique qui consiste à induire un état de sommeil partiel chez une personne. Utilisée par certains praticiens en « médecines douces » car elle permettrait d'atteindre un autre état de conscience.

• **Ikigai** (p. 60) : Philosophie japonaise qui contribuerait à trouver un équilibre dans sa vie.

• **Iridologie** **(p. 33, 92, 154, 160, 164, 167) :** Observation de l'iris d'un individu pour déterminer son état de santé global. Permettrait de comprendre la maladie, son histoire et sa cause, ainsi que les moyens de sa guérison. Poser un diagnostic sans avoir de diplôme de médecine pourrait constituer un exercice illégal de la médecine.

• **Jeûne thérapeutique** **(p. 13, 26, 28, 30, 34, 36, 38, 46, 47, 51, 89, 90, 112, 127, 143, 180, 202) :** Pratique consistant à ne rien manger pendant une période plus ou moins longue. Vendue pour ses propriétés supposées de détoxination, de régénération et de revitalisation, elle peut se révéler particulièrement dangereuse pour des patients fragiles.

• **Kinésiologie** **(p. 32, 145, 160) :** Vise à apposer ses mains sur le patient pour « cerner » ses blocages. Alors qu'aucun bienfait n'a été démontré, les risques de dérive sectaire sont pointés du doigt par la Miviludes, qui évoque la mort d'un enfant de 16 mois « retrouvé en état de malnutrition majeure » et à l'agonie au domicile de ses parents, adeptes de la kinésiologie et dotés d'une « extrême défiance à l'égard du monde médical ».

• **Lithothérapie** **(p. 148) :** Pratique basée sur la croyance d'un pouvoir des pierres pour soigner les maladies.

• **Magnétiseur** **(p. 18, 40, 41, 42, 71, 158) :** Personne qui serait en mesure d'influencer le supposé magnétisme propre aux êtres vivants pour soulager les douleurs ou guérir. Certains assurent y parvenir à distance, par téléphone.

• **Médecine chinoise** **(p. 16, 19, 157, 158, 160, 183) :** Pseudo-médecine qui reposerait sur de prétendues traditions ancestrales chinoises incluant acupuncture, plantes…

• **Micronutrition** **(p. 61, 126, 127) :** Approche qui préconise la prise de micronutriments pour un bon fonctionnement de l'organisme, comme des vitamines, probiotiques, minéraux, antioxydants, etc., et donc souvent, des compléments alimentaires.

• **Néo-chamanisme** (p. 30, 40, 148) **:** Forme modernisée des chamans d'Amérique latine, avec une version instagrammable des traditions amérindiennes. Se pratique souvent dans le cadre de stages très onéreux.

• **Numérologie** (p .60) **:** Théorie selon laquelle votre destin serait inscrit dans les chiffres de votre date de naissance. Un peu triste pour les jumeaux, condamnés à ne jamais se différencier l'un de l'autre.

• **Nutraceutique** (p. 100) **:** Contraction de « nutrition » et de « pharmaceutique ». Pilules de légumes ou de poissons censées maintenir en bonne santé, permettant d'enjoliver la prise de compléments alimentaires.

• **Ondobiologie** (p. 148) **:** Part du principe que le corps génère des ondes et qu'il a besoin d'équilibre énergétique. La seule onde médicalement utile reste l'échographie.

• **Ostéopathie** (p. 20, 23, 110, 118, 125, 130, 141, 167, 174, 181, 185) **:** Pratique qui se veut proche de la kinésithérapie, sans être une profession de santé. Depuis 2002, le ministère de la Santé encadre cette profession et dresse une liste des professionnels reconnus grâce à un diplôme spécifique. Pour le ministère de la Santé, son principe est de « prévenir ou remédier à des troubles fonctionnels du corps humain à l'exclusion des pathologies organiques qui nécessitent une intervention thérapeutique, médicale, chirurgicale, médicamenteuse ou par agents physiques ». Les ostéopathes ont le droit de pratiquer des manipulations musculo-squelettiques et des muscles. Sauf que les bases de l'ostéopathie sont plus que poreuses et que les preuves de son efficacité manquent cruellement. Elle jouit d'un statut ambigu : c'est une pseudo-médecine, toutefois reconnue.

• **Phytothérapie** (p. 78, 86, 127) **:** Utilisation des plantes considérées comme « médicinales » sous toutes leurs formes – tisanes, huiles, crèmes, compléments alimentaires... Lorsque le procédé devient rigoureux et que sa sécurité et son efficacité deviennent scientifiquement prouvées, on parle de « médicaments ».

• **Pleine conscience** (p. 127) **:** Forme de méditation reposant notamment sur la respiration et consistant à porter attention au moment présent, aux pensées, aux émotions, aux sensations, à l'environnement...

• **Psychogénéalogie** (p. 118, 129, 164) **:** Discipline « sérieuse » qui consiste à chercher l'origine de vos douleurs lombaires dans le secret inavouable d'un grand-oncle oublié. Si inefficace, allez voir un chiropracteur ; sinon, tentez un naturopathe ; et pour plus de résultat, allez chez le médecin.

• **Psychonutrition** (p. 127) **:** Science qui allie nutrition et psychologie. Si l'alimentation influe effectivement sur notre santé mentale, certains n'hésitent pas à exagérer les liens entre les deux.

• **Psychopraticien** (p. 20) **:** Titre qui ne répond à aucun diplôme, permettant à quiconque de s'improviser thérapeute du mental.

À ne pas confondre avec psychologue (cinq ans d'études, diplôme reconnu). Avantage : n'importe qui, même votre banquier, peut devenir psychopraticien.

• **Qi gong** (p. 130) **:** Gymnastique douce chinoise censée faire circuler l'énergie vitale, notamment en se concentrant sur le souffle.

• **Radiesthésie** (p. 164) **:** Technique qui offrirait la possibilité de voir ou capter des informations invisibles à l'aide de différents outils, comme un pendule. Particulièrement pratique : on peut localiser une source d'eau, les métastases d'un cancer, un trousseau de clés…

• **Réflexologie** (p. 73, 130) **:** Massage qui se présente comme thérapeutique. Certaines zones du visage, de nos pieds, de nos mains ou de nos oreilles seraient liées à des maux et organes précis. Masser ces « points réflexes » permettrait d'agir sur les flux énergétiques. Pour le cœur, par exemple, massez la paume de la main… mais pas trop bas : en dessous, c'est le côlon.

• **Reiki** (p. 16, 34, 73, 118, 119, 148, 194) **:** « Art énergétique » d'origine japonaise, qui consiste en l'apposition des mains sur le corps d'une personne pour la guérir. Fonctionne à distance.

• **Rolfing** (p. 20) **:** Technique de massage qui modifierait la structure des muscles et améliorerait l'état de santé.

• **Scientologie** (p. 147) **:** Mouvement fondé par L. Ron Hubbard, un auteur de science-fiction. La scientologie est considérée comme une secte (classée parmi les dérives sectaires en France) ou comme une religion selon le pays. Repose sur une pseudoscience, la dianétique, qui permettrait d'évacuer les supposées images mentales négatives.

• **Shiatsu** (p. 130, 157) **:** Massage japonais à base de pressions sur les points énergétiques. Inefficace contre toute pathologie, mais pas désagréable.

• **Sophrologie** (p. 31, 130, 148, 156, 160, 194) **:** Autre pseudo-thérapie, créée dans les années 1960 pour « harmoniser les états de conscience ». Le principal outil étant la voix du praticien, qui évoque notamment des images positives.

• **Yoga-thérapie** (p. 127) **:** Tout est dans le nom. Faire du yoga pour aller mieux. L'adjonction du suffixe « thérapie » permet surtout de gonfler le prix des séances.